性専門トレーナーが教える

神やせ
筋トレなし、
7日間
食べてやせる！
ダイエット

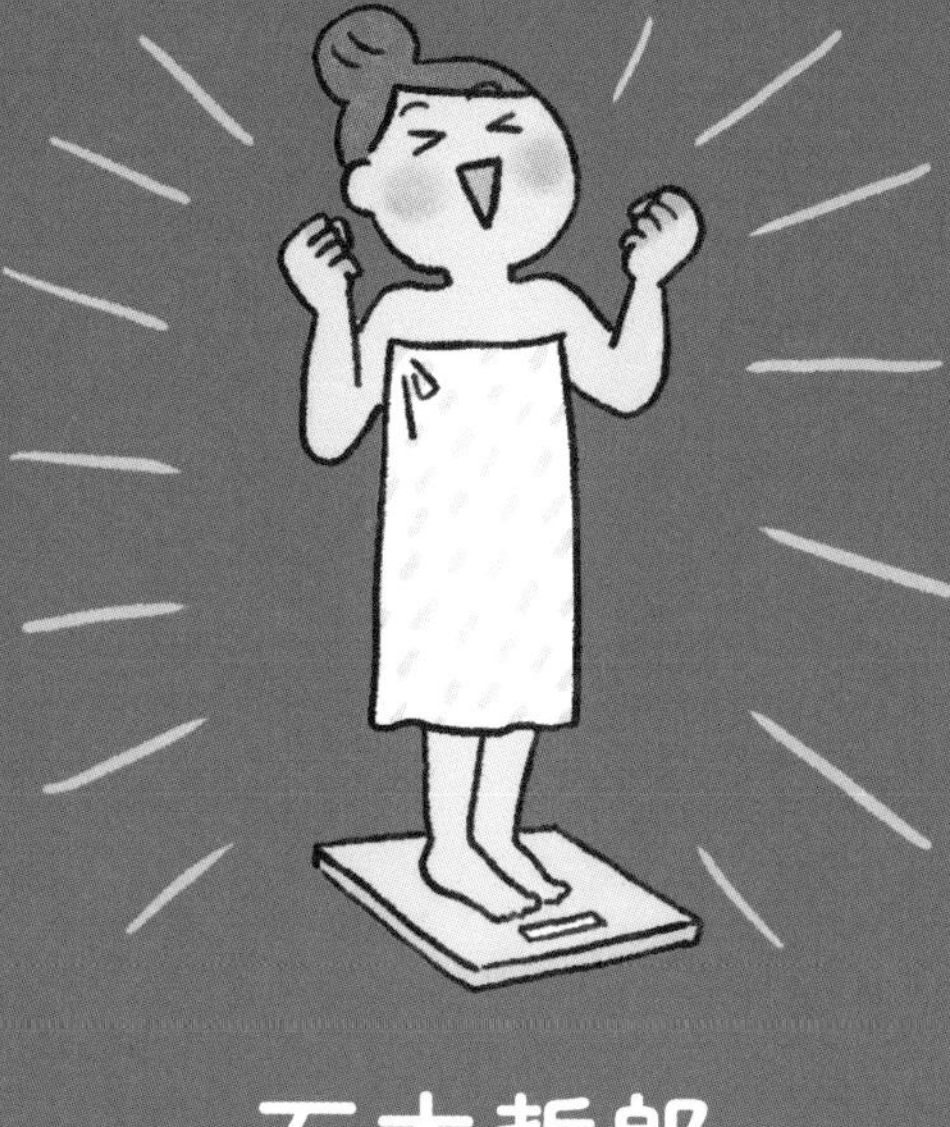

石本哲郎

KADOKAWA

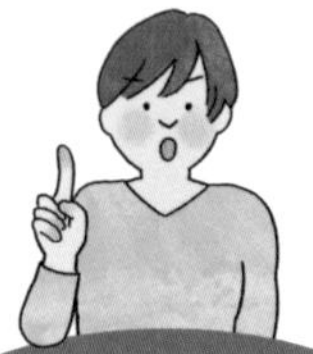

はじめに

1日3食、きちんと食べて7日間できれいにやせる

「食べ過ぎが太る原因だとわかっていても、誘惑に負けてしまう」「運動は苦手。筋トレを始めても続かない」「カロリー制限って面倒くさそう。糖質オフも無理！」でも……、「きれいになりたい。いつまでも若々しくいたい」というのが、多くの女性の願いではないでしょうか。

僕は、そんな悩める女性たちの気持ちに寄り添い、パーソナルトレーナーとして、のべ1万人以上の女性のダイエットをサポートしてきました。

ダイエットを成功に導くには、3つの武器があります。「食事」「筋トレ」「有酸素運動」です。「食事」をコントロールして、食べるカロリーよりも消費するカロリーを多くすれば、体重は落ちます。「筋トレ」で筋肉を増やせば代謝が上がり、ウォーキングやランニングなどの「有酸素運動」をすれば消費カロリーが増えます。この3つをセットで行なえば、最も効率よく短期間でダイエットができるわけです。

ところが、**筋トレや有酸素運動などのトレーニングを指導しても、あまり体が変わらない女性もいます。**そもそも筋トレは、筋肉に強烈な刺激を与えることで体が変わっていくもの。しかし、それにともなった食事管理ができていないと、筋トレをがんばっても、望んでいたようなボディメイクができないどころか、体調を崩して、むしろマイナスになる方も少なくありません。そこで今回は、３つの武器のうち、「食事」だけに絞って体を変える方法を、紹介することにしました。

それが、筋トレなし、食べてやせる！「神やせ７日間ダイエット」です。

何をどのように食べればいいのか、１週間分のメニューをイラストで紹介しますので、とにかく７日間、続けてみてください。これから何十年も生活していくうちの、たった７日間で体が変わる！　試してみる価値があると思いませんか？

運動をしてやせたいと思っている方も、この食事内容を実践することで運動効果も倍増しますよ。とにかく僕を信じて１週間マネをしてみてください。

石本　哲郎

ボディメイクのプロが筋トレなしでやせる方法を解禁！

きれいにやせたいアナタ!!

神やせ7日間ダイエット

をやってみてください！

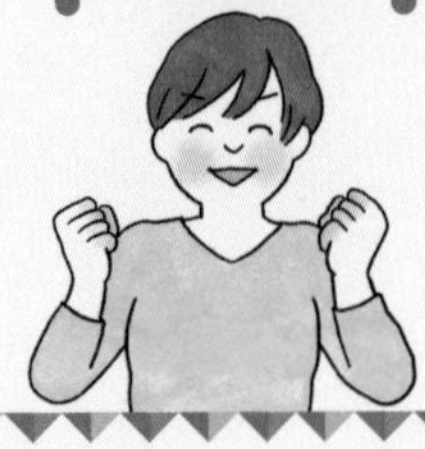

「神やせ7日間ダイエット」とは、たった1週間で、筋トレや有酸素運動は一切せず、1日3食きちんと食べるだけで健康的に美しく体が変わる方法。まるで「神ワザ」のように「やせられる」、ダイエットです。

ダイエットがうまくいかない大きな理由は、すぐに見た目が変わらず、長続きしないこと。また、運動も食事も……と一気に取り組むと疲れて、嫌になってしまうケースも！　神やせなら、7日間という短期間に食事だけで効果を実感できます!!

「神やせ7日間ダイエット」とは？

1週間後、必ず体が変わります

筋トレなし！

僕はボディメイクのプロですが、このダイエットでは筋トレは一切なし。運動嫌いの人でも安心して挑戦してください。筋トレも大事ですが、食事はその10倍大事!!

カロリー計算なし！

食事でダイエットするときに面倒なのが、カロリー計算。今回は、栄養やカロリーなどが考慮された具体的な献立を紹介しますので、カロリーを気にするストレスがありません。

1日3食きちんと食べる！

筋トレなしでやせるときに大切なのは、食事をしっかりととって、筋肉を落とさないようにすること。そのために食べるべき、朝食、昼食、夕食の内容をP14〜紹介していきます。

糖質もとってOK！

糖質は体を動かすガソリンのようなもの。糖質抜きの食事では、一時的に体重が落ちるかもしれませんが、長期的に見れば太りやすい体に。ダイエット中も上手に糖質をとっていきます。

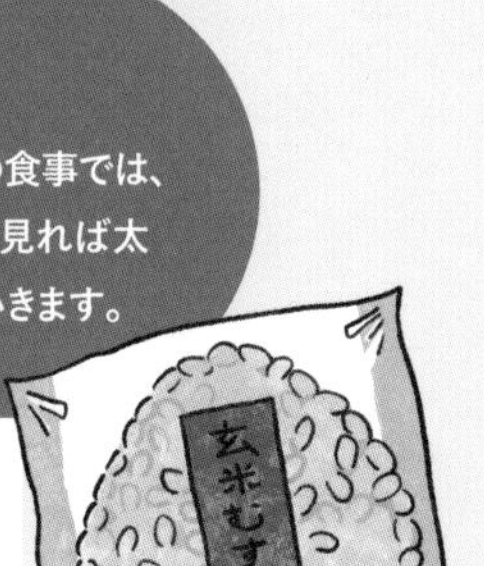

この本を見て

マネして
食べるだけ！

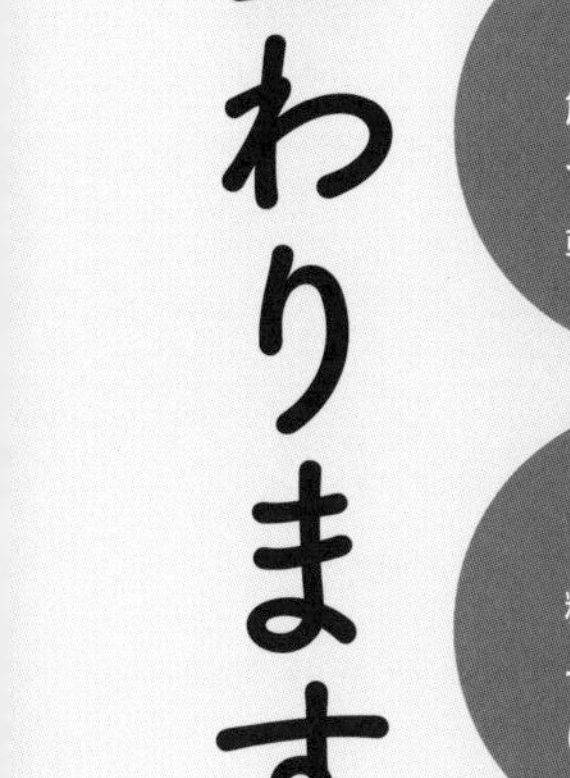

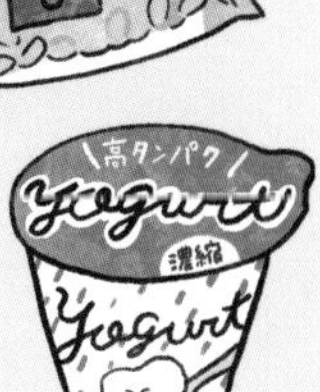

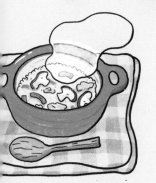

体が動きやすくなる

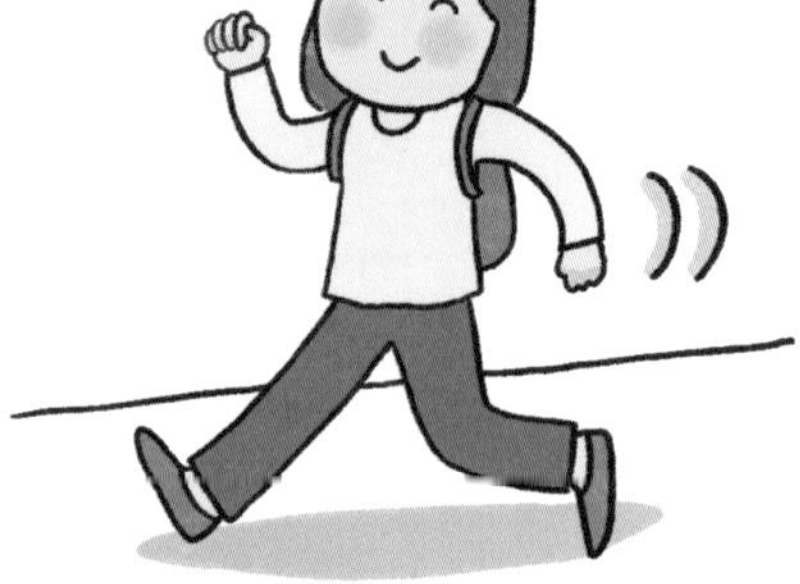

吹き出物が減る

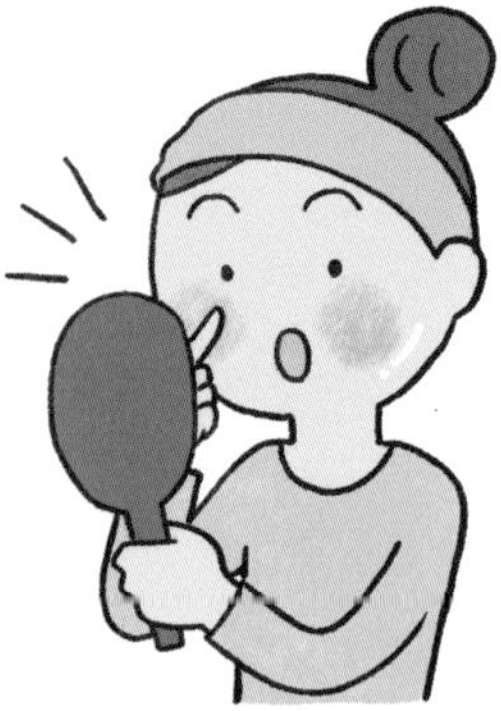

マネして
食べるだけ!

神やせ7日間ダイエット

脚がむくみにくくなる

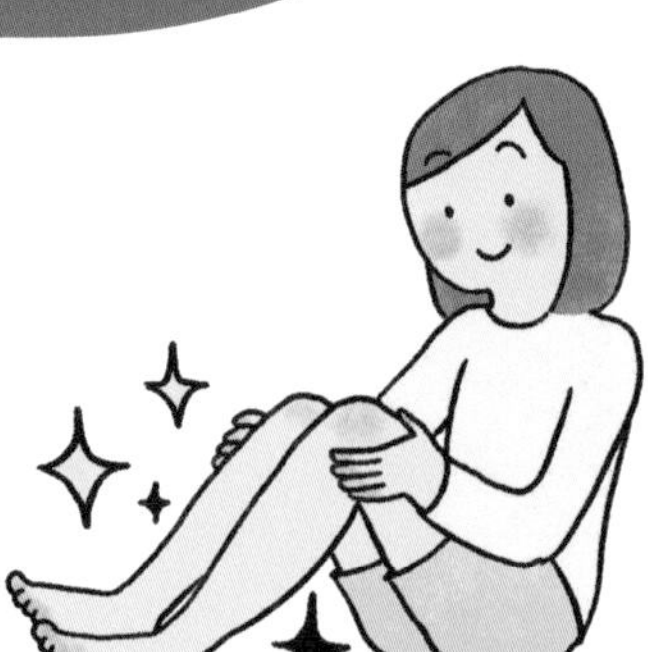

便秘が解消される

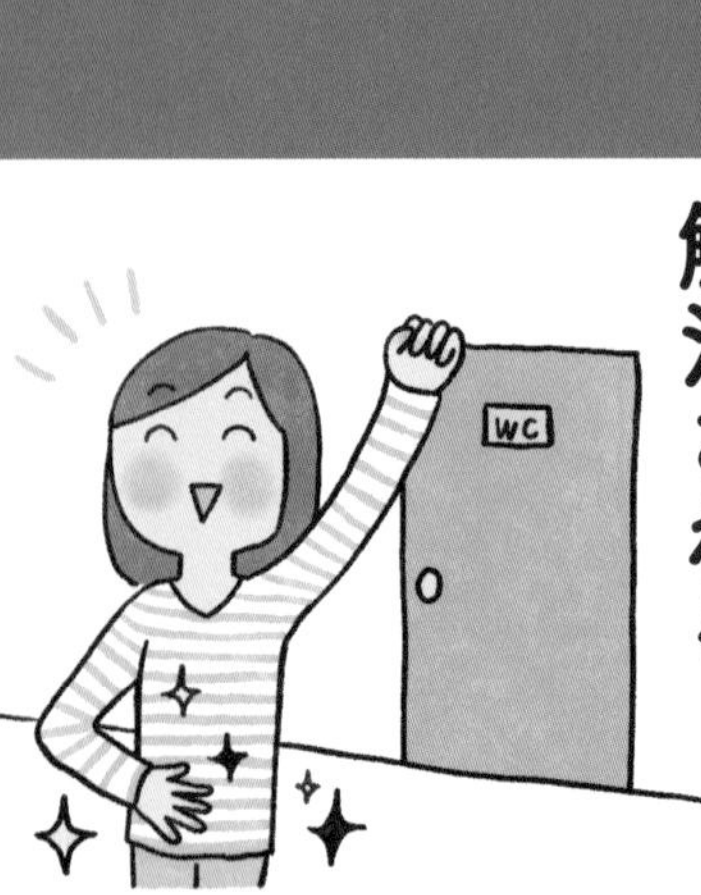

で起こる体にいいこと

1週間がんばるだけで、やせるのはもちろん、体調が整ってきて、美容面でもうれしい効果が！　知らず知らずのうちに、ダイエット知識も増えていきます。

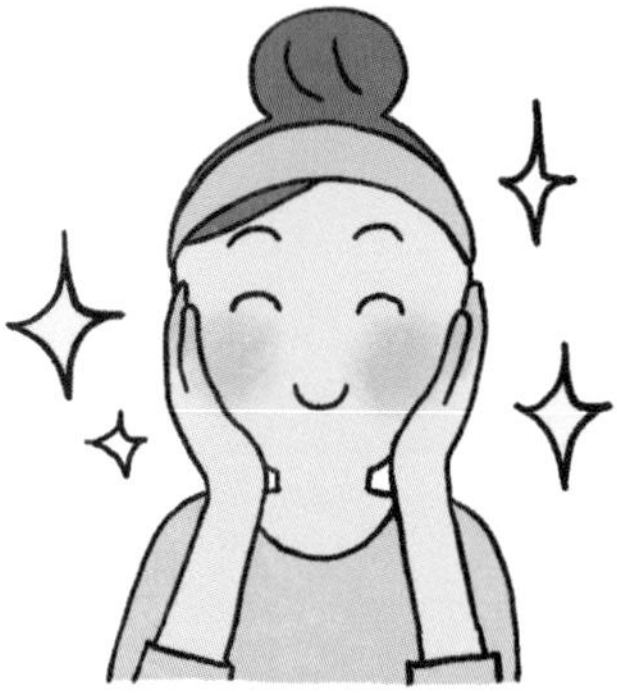

肌に透明感が出てくる

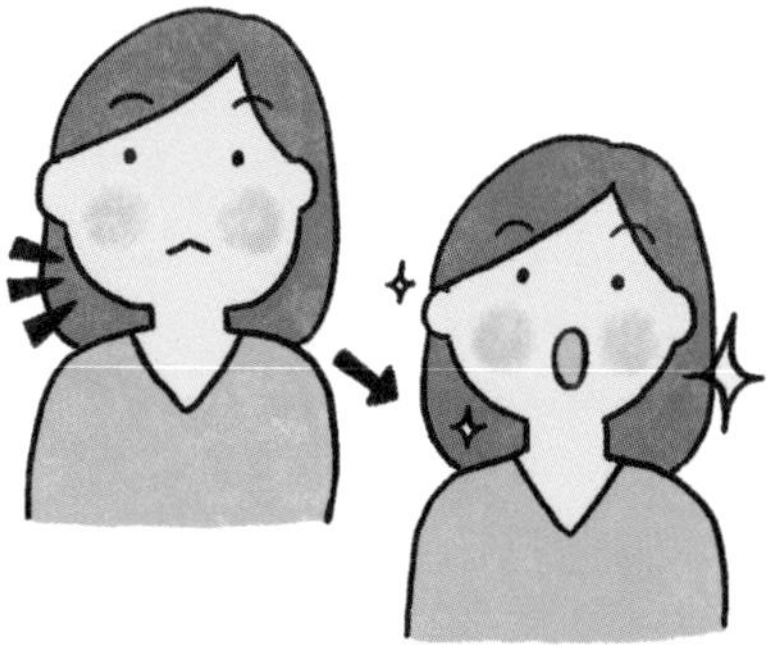

フェイスラインがすっきりする

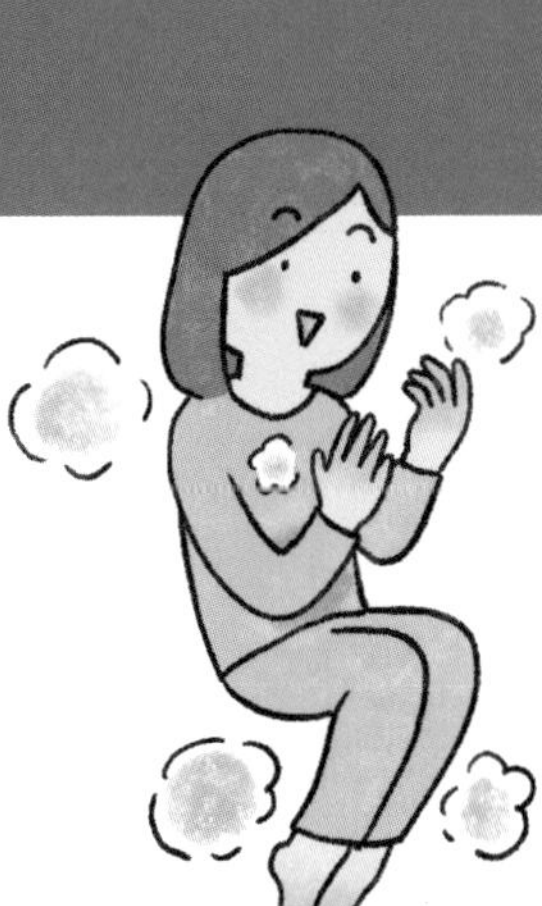

冷え性が改善される

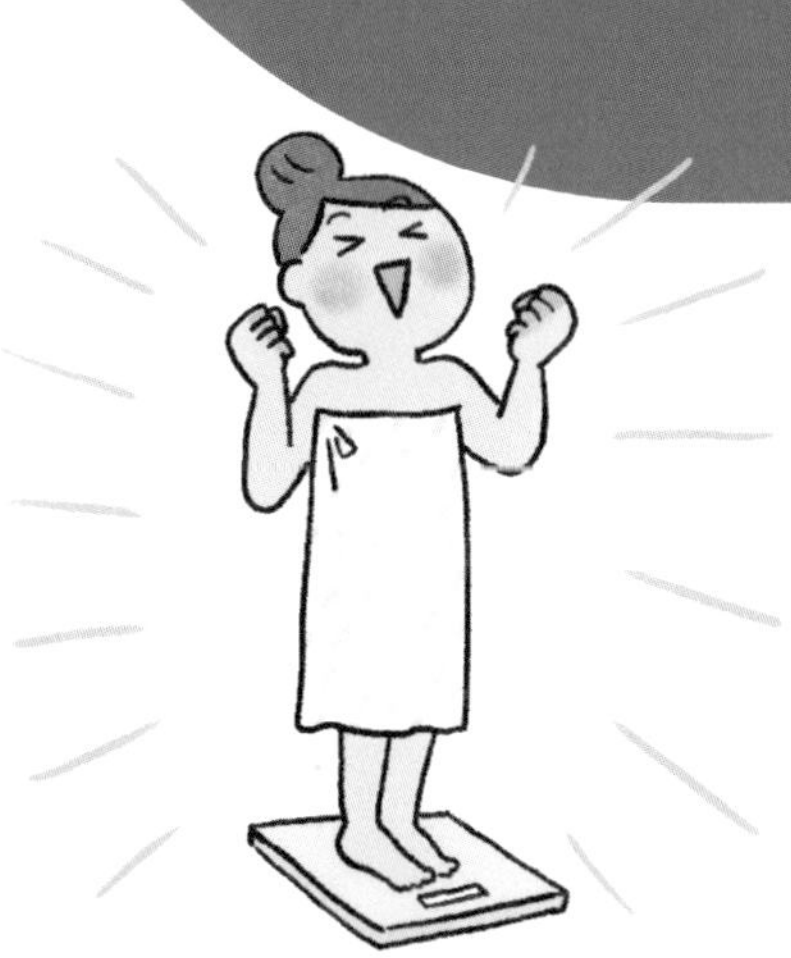

体重が落ちる

CONTENTS

Part 1

マネして
食べるだけ!

今日からできる神やせプラン

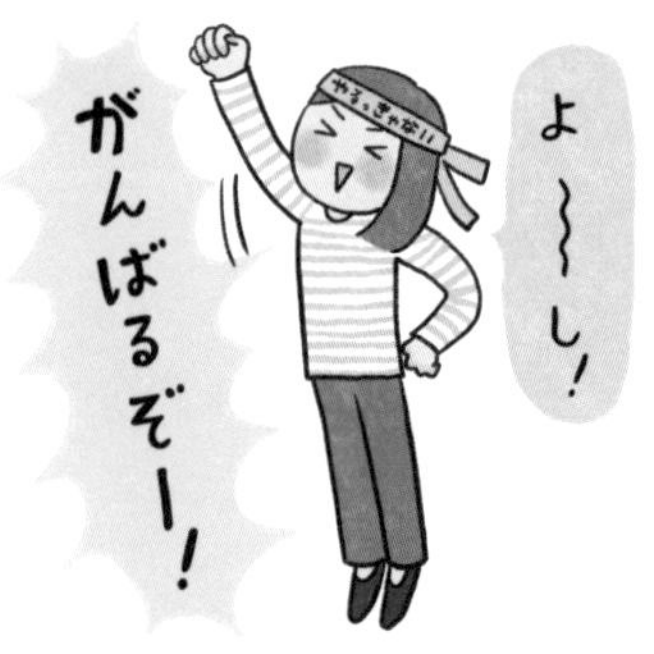

神やせ プラン A

神やせ プラン B

Part

2

1週間で
−2kgも可能

神やせプランでやせるしくみ

Staff

ブックデザイン 木村由香利（986design）

イラスト てらいまき

撮影 西尾豊司（Rongress.inc）

レシピ考案 朝倉知世（女性専門パーソナルジムリメイク 管理栄養士）

DTP 山本秀一、山本深雪（G-Clef）

校正 文字工房燦光

編集協力 加曽利智子

Part 1

マネして
食べるだけ!

今日からできる神やせプラン

いつ、何を、どのように食べればいいのか、
7日間の朝食、昼食、夕食の内容を紹介します。
アナタがやることは、
「神やせプランA」か「神やせプランB」を選び、
毎日メニューの通りに食べるだけ。
何も考えず、とにかく1週間、
この本の食事をマネしてみてください。

実践する前におさえておきたい

神やせプラン・ガイド

「神やせ7日間ダイエット」は、1日3食固定メニューが基本。

でも、しくみがわかるまでは、どう食べるか悩んでしまう人も多いかも？

そこで、見てマネするだけでやせられる「神やせプランA」と「神やせプランB」を用意。自分にあったプランで実践してください。

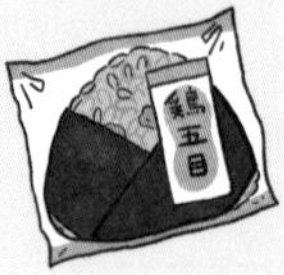
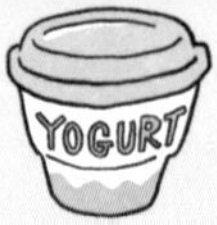

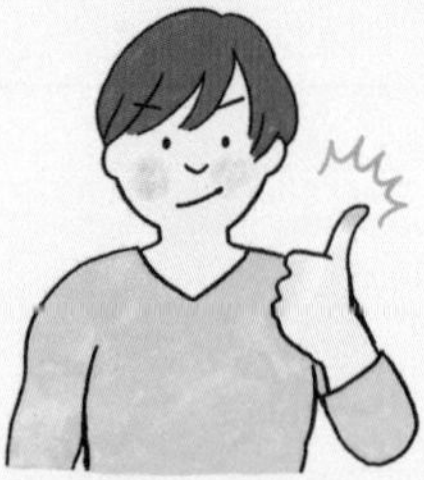
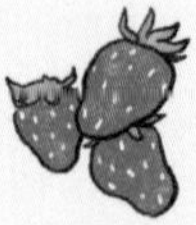

→P14～

「神やせ7日間ダイエット」の基本は1日3食の固定メニュー

「神やせ7日間ダイエット」の朝食、昼食、夕食は基本的に毎日固定。「7日間同じで飽きないかしら?」と不安かもしれませんが大丈夫！　僕の経験では、ダイエット成功者には食事を固定しているケースが多く、毎回メニュー選びに悩まないので、実はラクなんです。

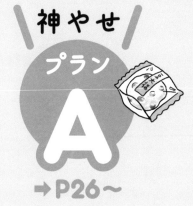

神やせ プランA

→P26〜

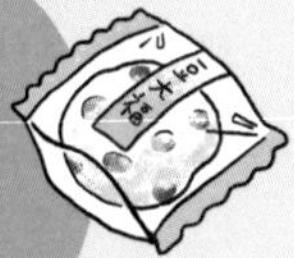

心が弱い人、忙しくて時間に余裕がない人におすすめ

食べたい欲望にすぐに負けてしまう心が弱い人、やせたいけれど忙しくて食事の内容まで気を配る余裕がない人向けのプランです。ダイエットに自信のない人は、まずはプランAから始めて、うまくいったらプランBにステップアップするのもアリです。

神やせ プランB

→P52〜

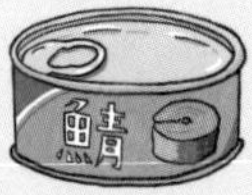

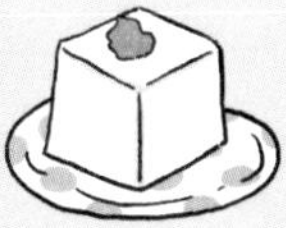

短期間で絶対に結果を出したい人におすすめ

「何が何でもやせたい！」といった強い意思を持った人や、チャレンジ精神旺盛な人向けのプランです。ダイエット効果の高いオートミールやサバ缶などを多用し、食事だけで最大のダイエット効果が得られます。挑戦者はぜひこちらのプランを。

基本の
Breakfast

もち麦ごはん、目玉焼きまたはハムエッグ、納豆、フルーツが基本パターン。主食、主菜、副菜に果物まで揃った満足感のある献立です。ブラックコーヒーはお好みで。朝はきちんと食べて、元気に一日をスタートさせましょう。

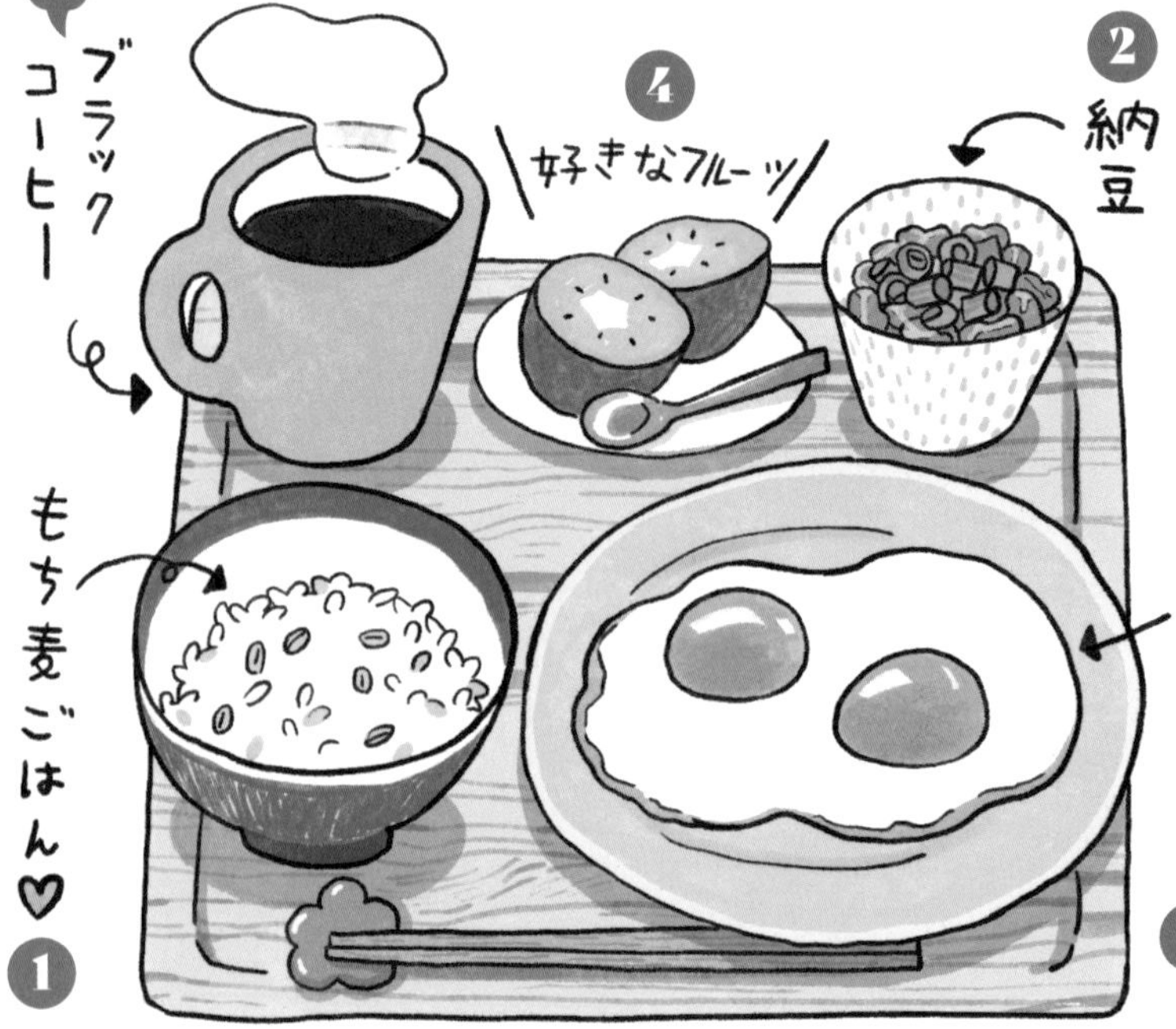
飲まなくてもOK
ブラックコーヒー
4
好きなフルーツ
2
納豆
卵は2個！目玉焼き
3
もち麦ごはん♡
1

おすすめのお食事タイム

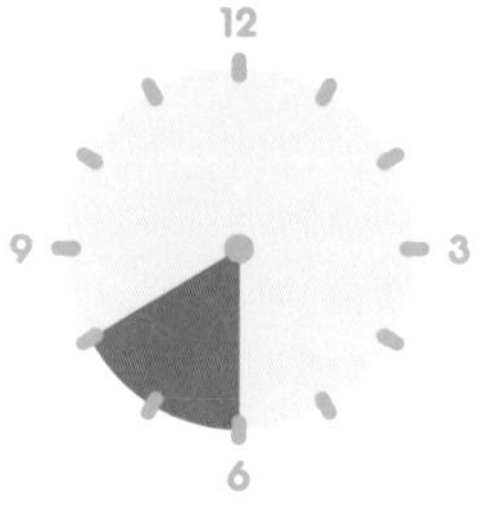

朝 6:00～8:00

「神やせプラン」を実践する7日間は、毎食、なるべく同じ時間に食事をするようにしましょう。

select point

1 もち麦ごはん

もち麦ごはんをお茶碗1杯用意するのが難しいときには、玄米ごはん、または、麦、粟、などを混ぜ合わせた五穀米でも。炊くのが大変な人は、市販のパックごはんでも大丈夫です。

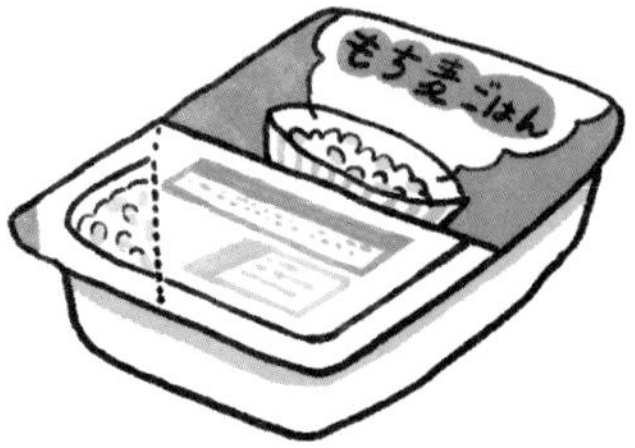

2 納豆

納豆は、パックについているタレやからし、好きな薬味などと一緒に。ダイエット中なので塩分を気にする人もいるかもしれませんが、朝食ではしょうゆも普段通り使ってOKです。

納豆が苦手な人は……

キムチ、あるいは、ビフィズス菌を多く含んだヨーグルトにチェンジしましょう。日替わりで変えてもOK！

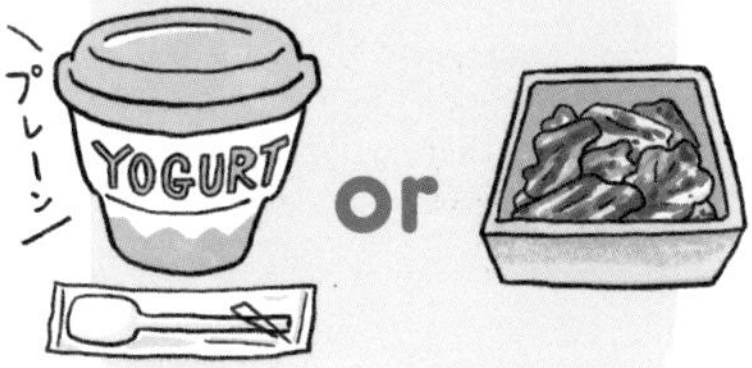

3 卵2個の目玉焼き

メインのおかずは、卵2個の目玉焼きやスクランブルエッグ（バターは使わない）、卵焼き。または卵1個とハム2枚のハムエッグに。その日の気分でチョイスしてください。

4 好きなフルーツ

フルーツは自分の好きなものを。旬のものを選ぶと美味しくてビタミンなども豊富。朝は忙しくて食べる余裕がない人は昼食に食べましょう。ただし、夕食のフルーツはNGです。

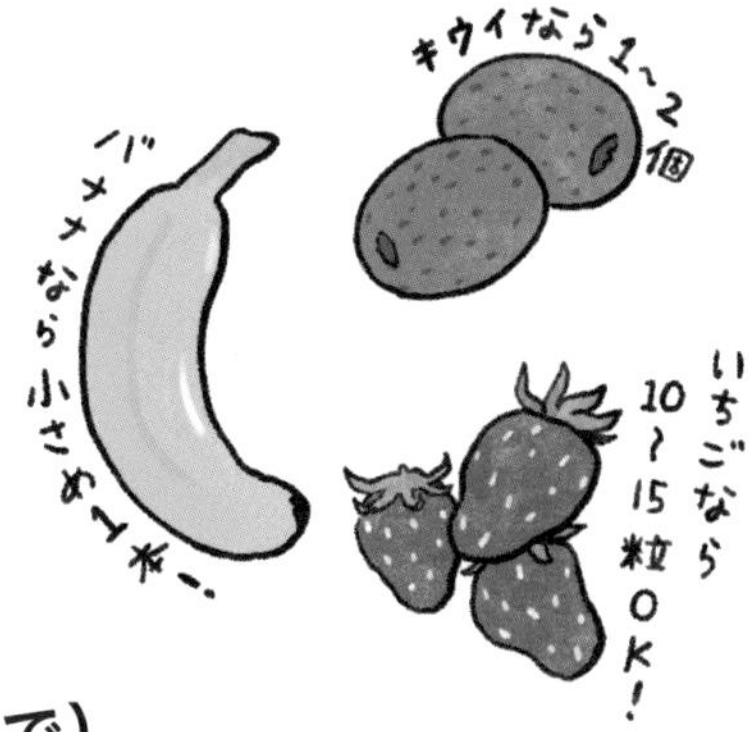
バナナなら小さめ1本…
キウイなら1~2個
いちごなら10~15粒OK!

5 ブラックコーヒー（お好みで）

朝のコーヒーはやせ体質へのブースター。苦手じゃなければ朝に一杯取り入れてみて。

神やせ
プラン
A

基本の
Lunch

昼食は、忙しい人でも毎日無理なく実践できるように、すべてコンビニで揃う献立にしました。さらに、おにぎりパターンと、サンドイッチパターンの2種類を用意。その日の気分で選んでOKです。お弁当派の人は、P49を参考にしてみて下さい。

おにぎりパターン

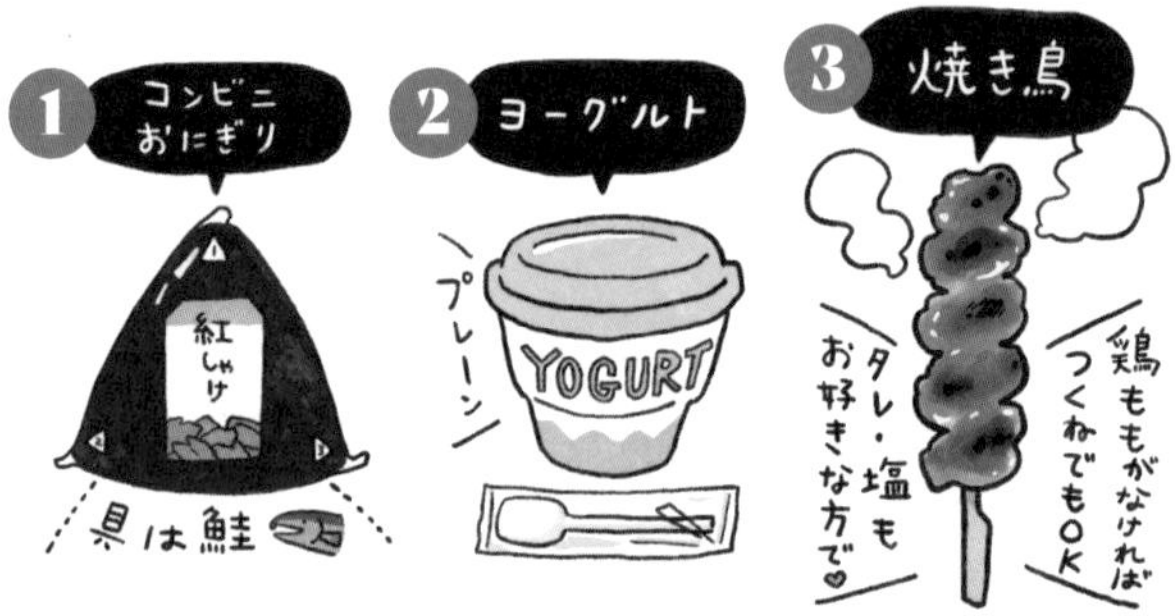
1 コンビニおにぎり
紅しゃけ
具は鮭
2 ヨーグルト
プレーン
YOGURT
3 焼き鳥
タレ・塩もお好きな方で♡
鶏ももがなければつくねでもOK

サンドイッチパターン

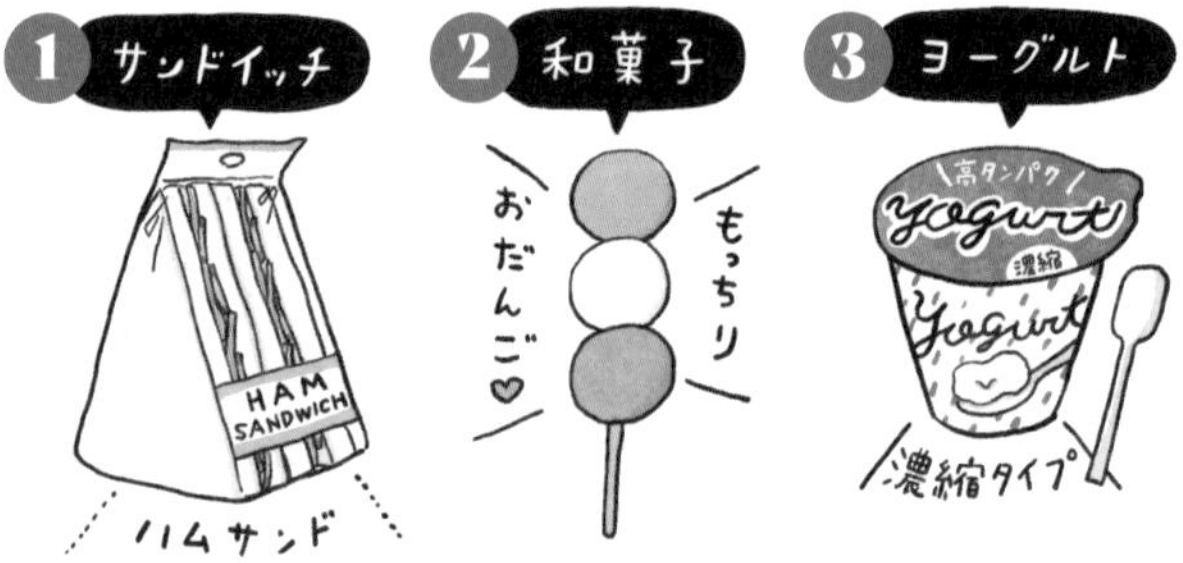

おすすめのお食事タイム

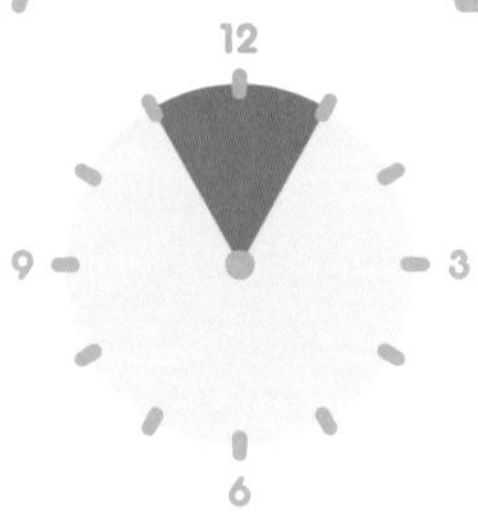

昼 11:00～1:00

朝食と昼食の間隔をとることも大事。
上記の時間帯で朝食から4～6時間後を目安に。

おにぎりパターン

1 コンビニおにぎり

主食がおにぎりの場合、好きな具のものを1個選びましょう。ただし、ツナマヨネーズ、牛カルビ、ソーセージなど脂質が多そうなものは避けて!

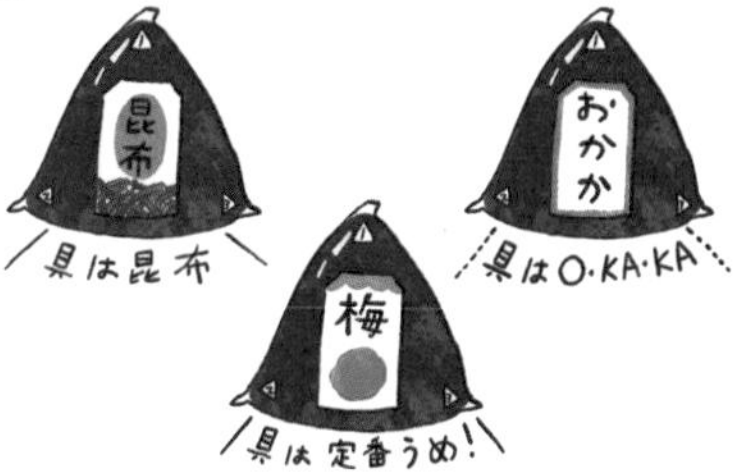

2 ヨーグルト

おにぎりパターンのデザートには、個食タイプのヨーグルトを1個。プレーンはもちろん、フルーツやアロエ入りなど、好きなタイプを選びましょう。

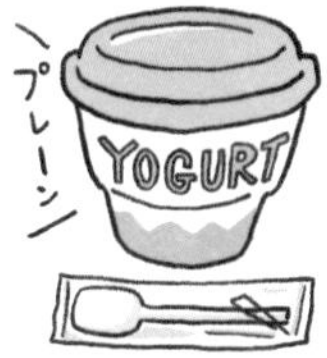

3 コンビニ焼き鳥

おにぎりのおかずにピッタリの焼き鳥のもも肉を1本。もも肉がない場合にはつくね、または、鶏のささみフライを選びましょう。ホットスナックがない場合は、サラダチキンに。

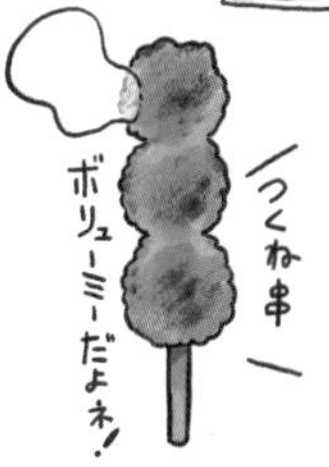

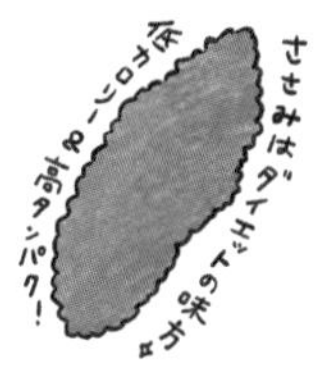

サンドイッチパターン

1 コンビニサンドイッチ

主食がサンドイッチの場合、三角サンドタイプを1パック。三角サンドがなければブリトーでも可。具が揚げ物のサンドイッチは避けましょう。

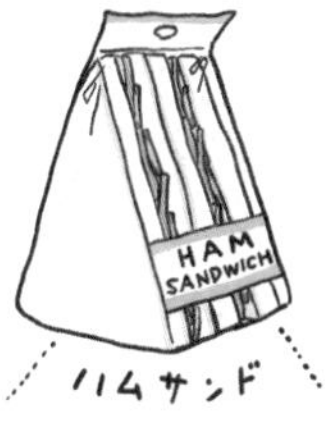

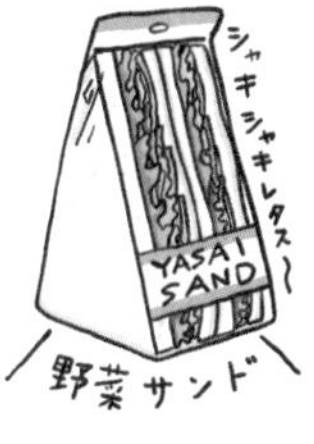

2 和菓子

好きな和菓子を1つ選びましょう。同じ甘いものでも、洋菓子は全く別物なのでNG。和と洋をミックスしたクロワッサンたい焼きや、クリームぜんざいなども避けましょう。

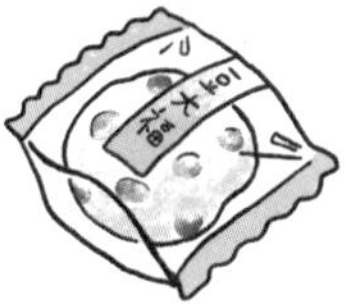

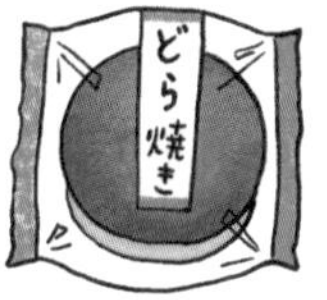

3 濃縮タイプのヨーグルト

サンドイッチのお供に食べるヨーグルトは、高たんぱく質の濃縮タイプを。選ぶ際は「ギリシャヨーグルト」「高たんぱく」などのキーワードが記載されている商品にしましょう。

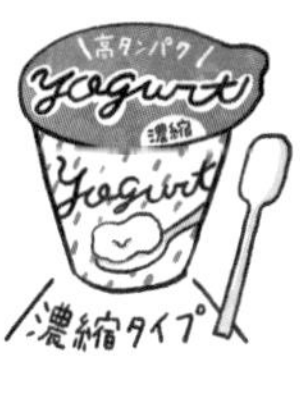

基本の

Dinner

朝食や昼食でしっかりとごはんやパンを食べたので、夕食は、青魚中心のヘルシーな献立に。豆腐も半丁と控えめにしています。もの足りないときには、つけあわせのもやしなどの野菜の量を増やして補いましょう。

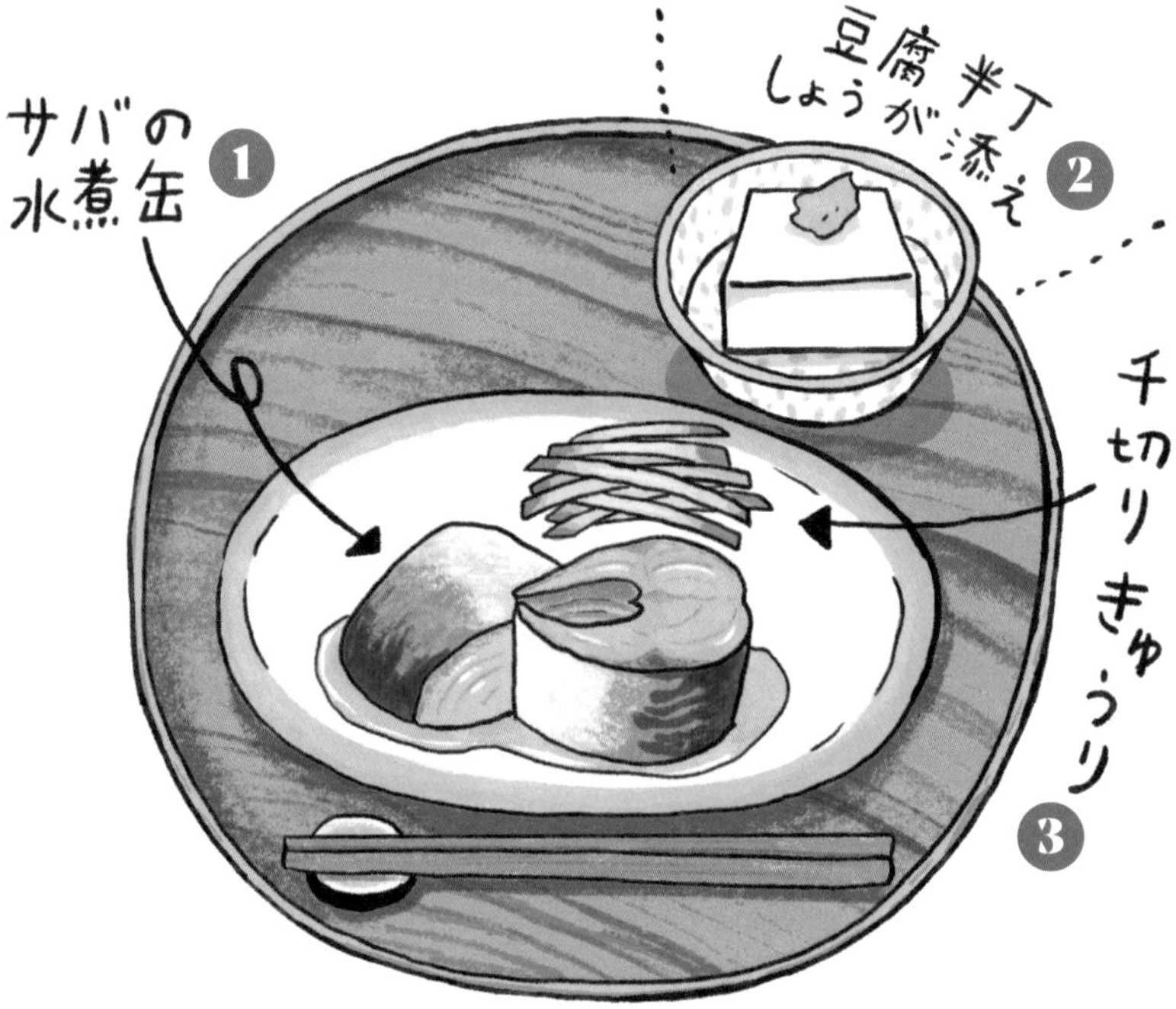

おすすめのお食事タイム

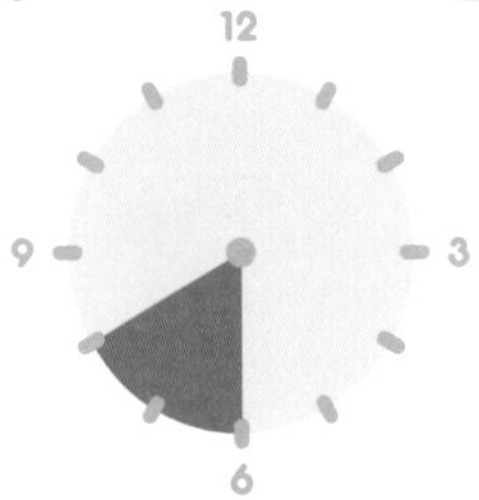

夜 6:00～8:00

いつも夕食が遅めの人も、
この7日間は上記の時間内に食べましょう。

1 青魚の缶詰

料理をする余裕がない人でも、手軽に青魚が食べられる、サバ缶、イワシ缶、サンマ缶を活用。サバ缶＝水煮と思う人も多いかもしれませんが、みそ煮などの味付けでも大丈夫です。

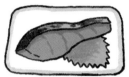

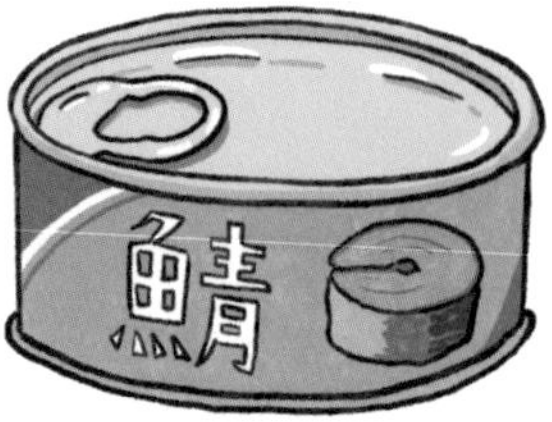

青魚が苦手な人は鮭缶や焼き鮭でもOK。ツナ缶、カツオ缶はNG。

2 豆腐（半丁）

豆腐一丁は、300～400gくらい。 使いやすい3パックタイプやツインパックを用意しておくと、1パックがだいたい150g～200gなので、ちょうど豆腐半丁の量に。

トッピングを変えて楽しく！

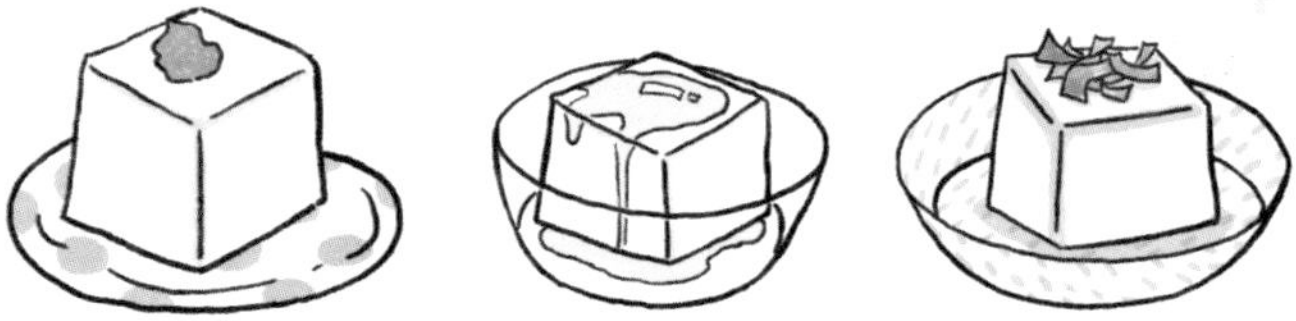

3 もやしなどの野菜

もやしのほか、ブロッコリー、キャベツ、きゅうり、玉ねぎもOK。量はいくら食べてもかまいません。カロリー高めのシーザードレッシング、マヨネーズは避けましょう。

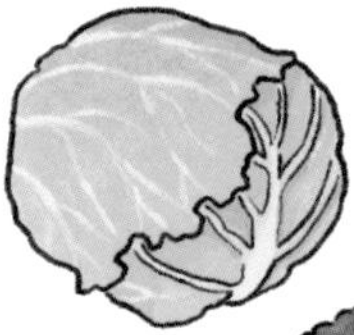

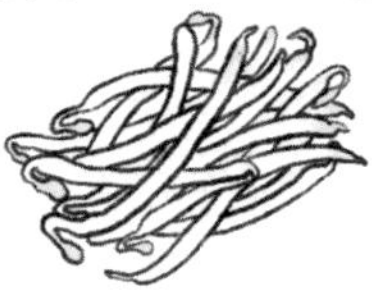

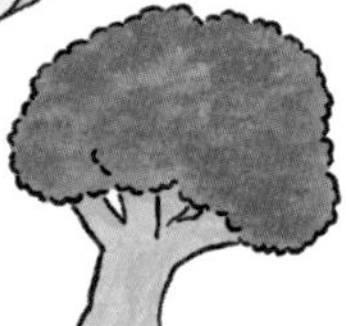

4 調味料

プランAでは豆腐や野菜に好きなドレッシングをかけてOK！ オススメは青じそドレッシングなどのノンオイルのもの、しょうゆ、ポン酢、低カロリーマヨネーズなど。

神やせ

プラン

B

基本の

Breakfast

オートミール、プロテイン、キウイまたはパイナップル、納豆、ブラックコーヒーが基本パターン。オートミールは好きな味付けで、プロテインもどんな種類でもOK。フルーツはプランAとは異なり、こだわりの2種類どちらかの限定に。

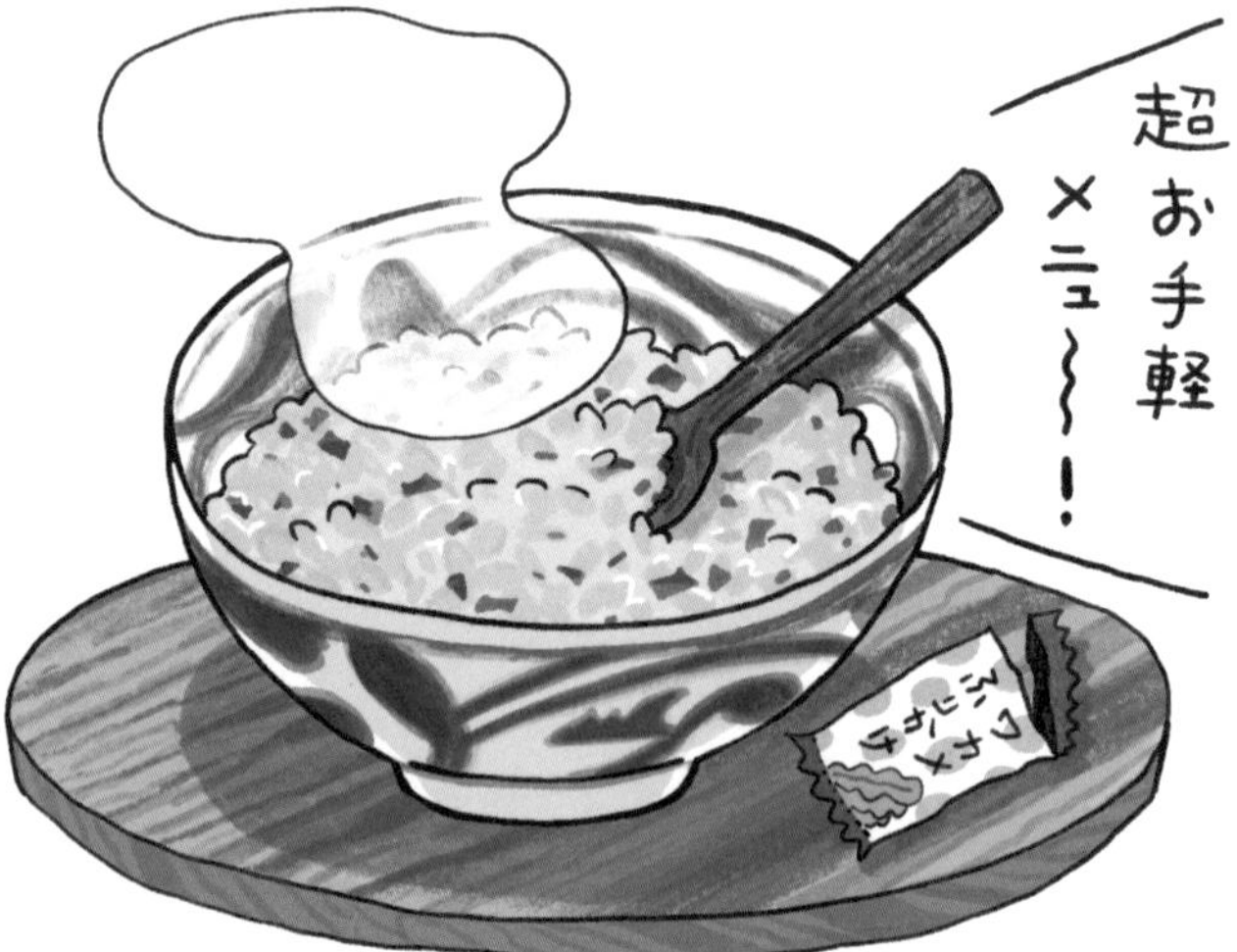

オートミールで

❶ふりかけごはん

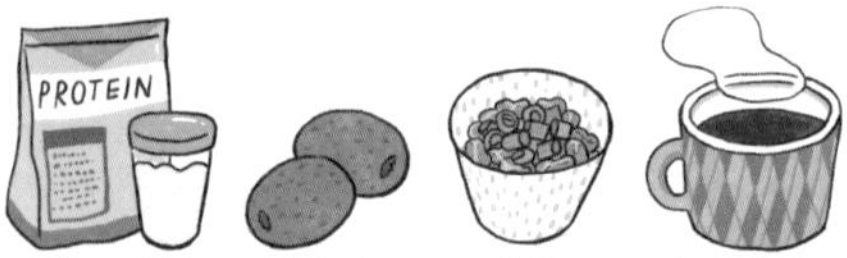

プロテイン ❷　キウイ ❸　納豆 ❹　ブラックコーヒー ❺

毎日同じ時間に食べよう!

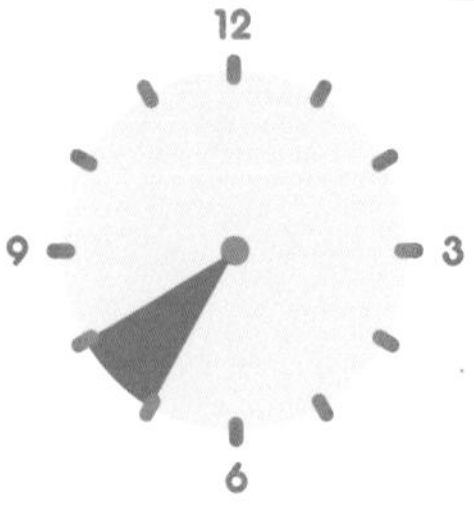

朝 7:00～8:00

プランBではダイエット効果アップを目指し、上記の時間内に食べましょう。

select point

1 オートミール

オートミールとは「オーツ麦」を食べやすく加工した食品。栄養価が高く、ダイエット効果だけでなく腸内環境改善による美肌効果など、女性にうれしいメリットがいっぱい。

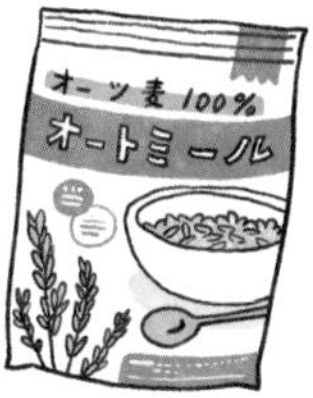

2 プロテイン

プロテインとは、日本語で「たんぱく質」のこと。ホエイ、カゼイン、ソイなどの種類がありますが、効果は変わらないので好きな味を選んで、1回分の量を飲みます。

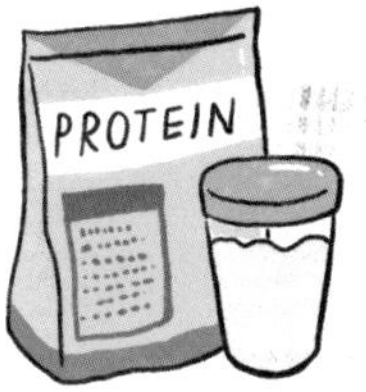

3 キウイまたはパイナップル

どちらもプロテインと相性のよい酵素が多く含まれています。キウイは1～2個、グリーンでもゴールドでもOK。パイナップルは100～150gを目安に。

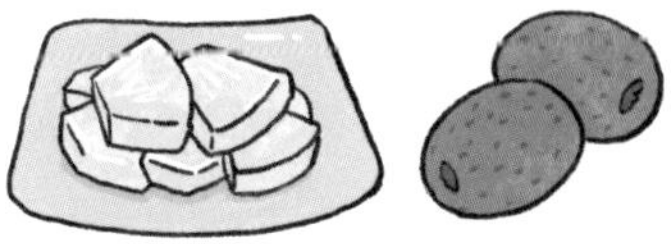

4 納豆

そのまま食べるのもいいですが、オートミールをごはん代わりにして納豆と組み合わせる食べ方も人気です。

納豆が苦手な人は……

キムチ、あるいは、ビフィズス菌を多く含んだヨーグルトにチェンジしましょう。日替わりで変えてもOK！

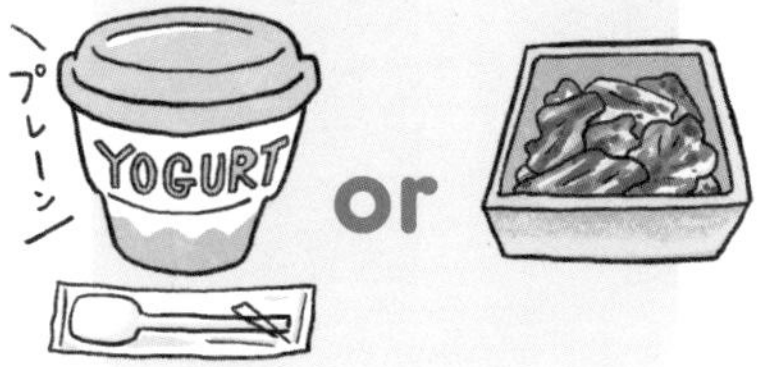

5 ブラックコーヒー

普段からコーヒーを飲んでいる人もあまり飲まない人も、この7日間は朝にブラックコーヒー1杯を飲みましょう。コーヒーが飲めない人はカロリー0のエナジードリンクを。

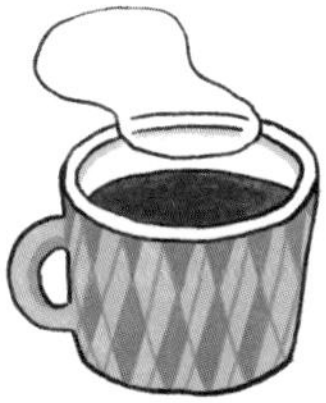

基本の Lunch

プランBの昼食もプランAと同じく、すべてコンビニで用意できる献立です。おにぎり1個、野菜ジュース、サラダチキンの3アイテムとシンプルですが、おにぎりの具やサラダチキンの味選びで、バリエーションは広がります。

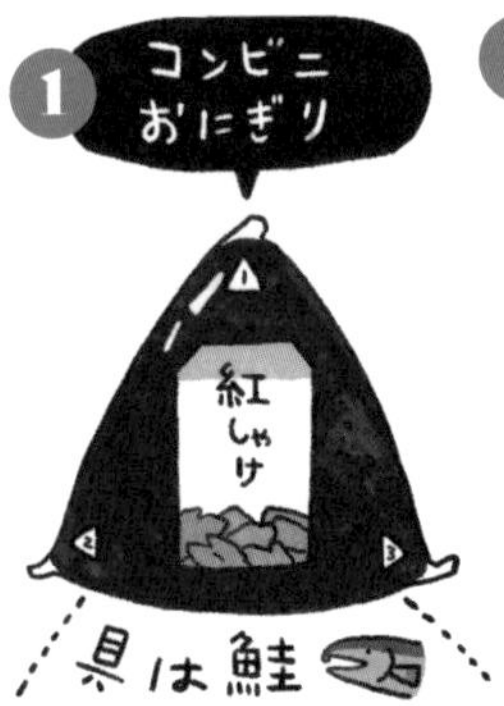
1
コンビニ
おにぎり
紅しゃけ
具は鮭

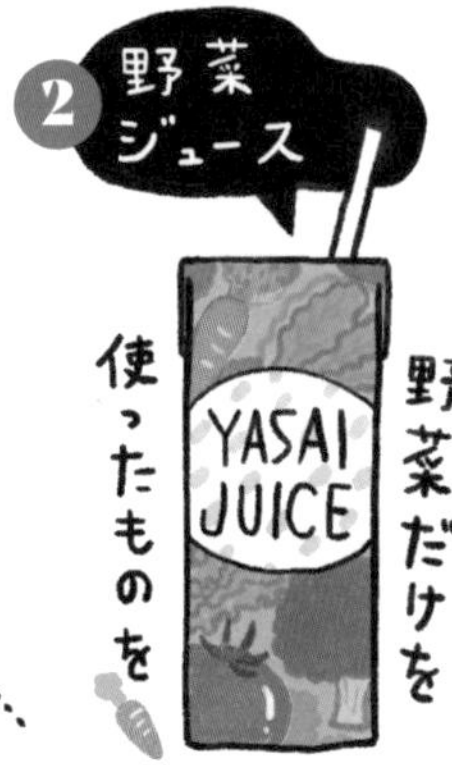
2
野菜
ジュース
YASAI
JUICE
野菜だけを
使ったものを

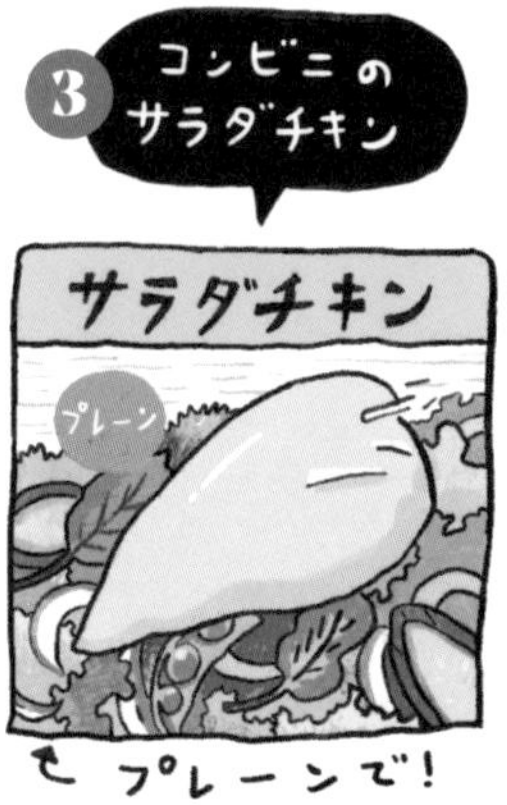
3
コンビニの
サラダチキン
サラダチキン
プレーン
プレーンで!

間食 Snack

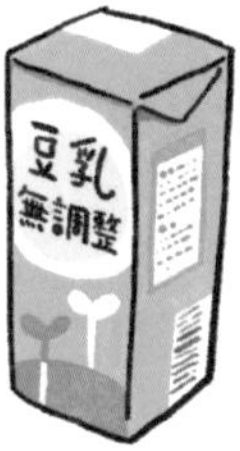

毎日同じ時間に食べよう!

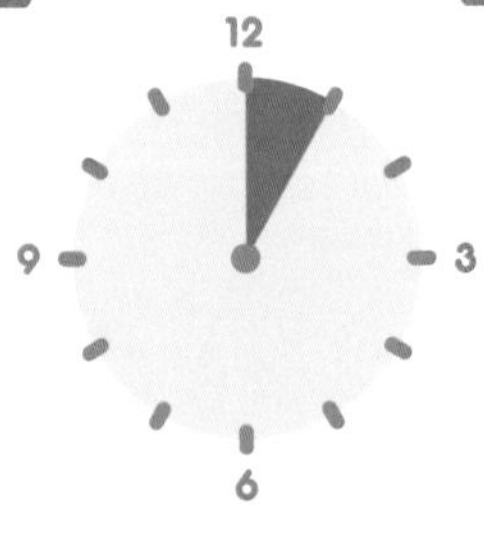

昼 12:00～1:00

朝食の約5時間後に昼食を食べ始めましょう。
あらかじめ用意しておくとよいかも。

select point

① コンビニおにぎり

鮭、おかか、鶏五目、もち麦または玄米入りの4種類のなかから1個を。なかでも、もち麦や玄米入りは食物繊維がとれるので、便秘に悩んでいる人にはおすすめです。

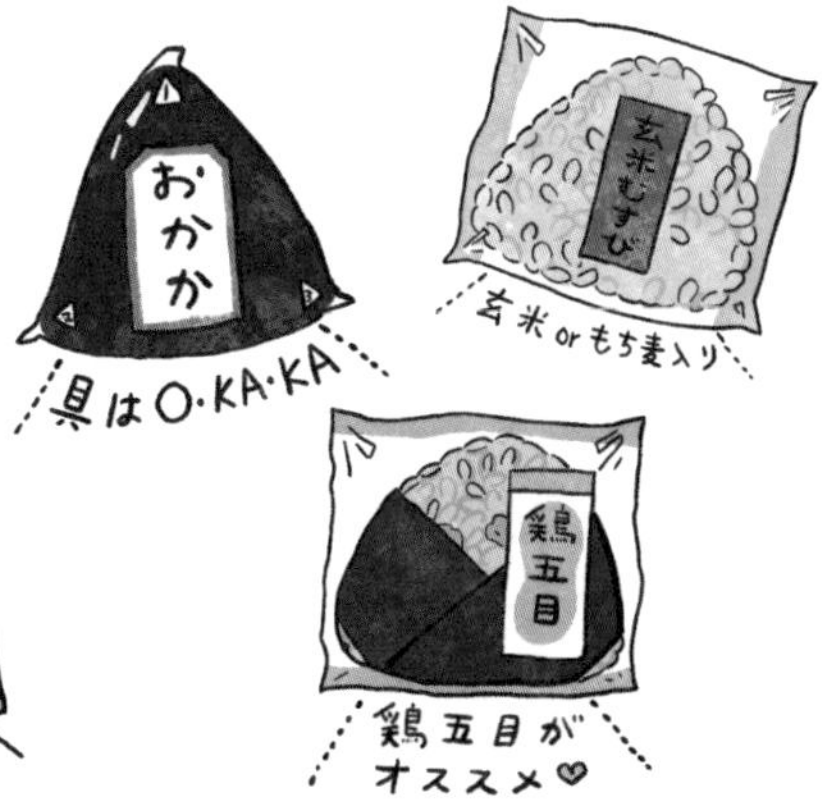

② 野菜ジュース

野菜ジュースには、トマトベース、にんじんベース、フルーツミックスなどがありますが、神やせプランBでは美味しさよりも機能性重視で、「野菜汁100%」のタイプをセレクト。

③ サラダチキン

サラダチキンは、鶏のむね肉を使った低カロリー・高たんぱくの食品。コンビニによって味や形状など様々なものが出ているので、毎日、好きなものを1個選びましょう。

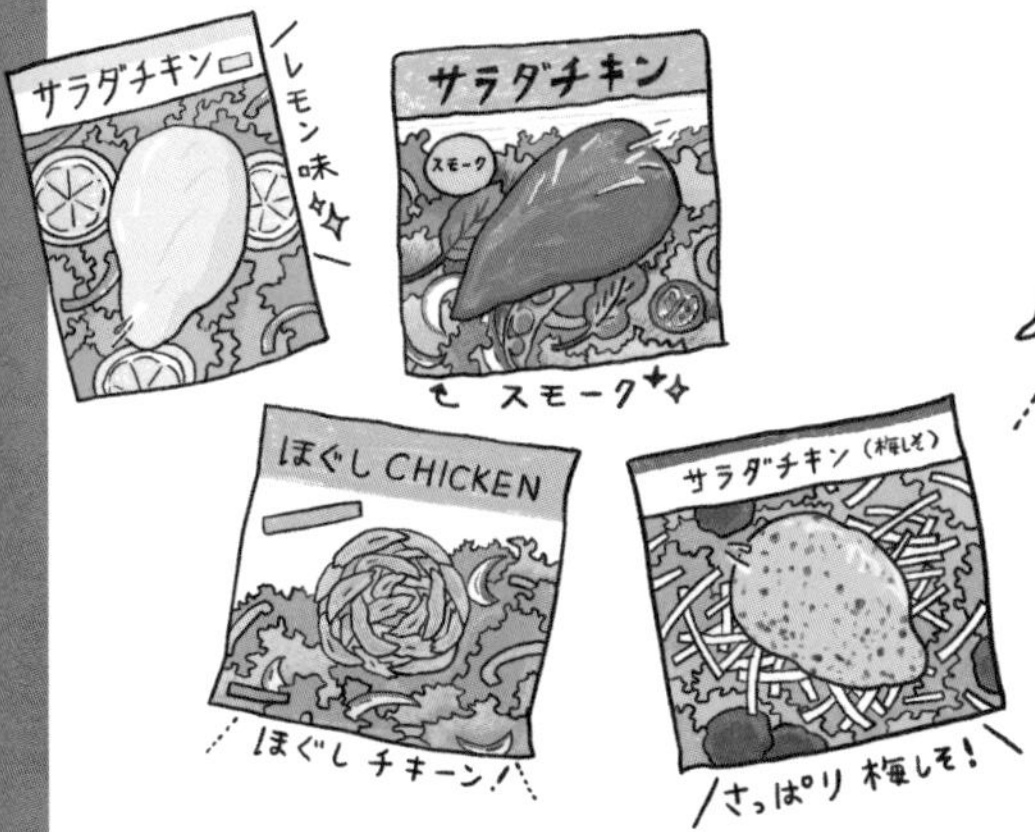

間食 ④ 無調整豆乳

プランBでは必ず間食を取り入れます。女性にとってメリットの多い無調整豆乳を。味付きや調整豆乳はNG。

毎日同じ時間に食べよう!

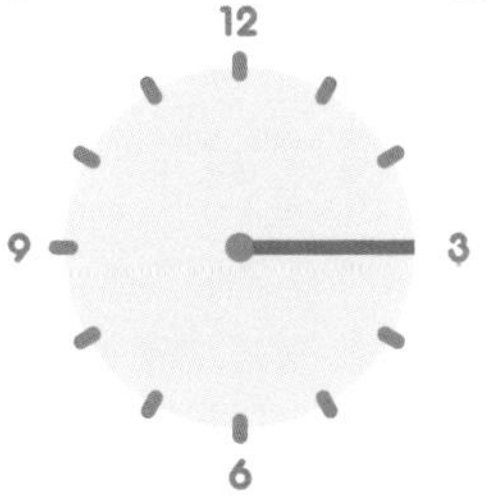

間食 3:00

プランBではダイエット効果を高めるために、忘れずに間食をとりましょう。

基本の

Dinner

サバ水煮缶、豆腐半丁、ブロッコリースプラウトが基本。スプラウトの力で、ダイエットはもちろん、アンチエイジング効果も狙った献立になっています。サバ缶はアレンジレシピで、見た目も味も食べ応えも満足できる一品に。

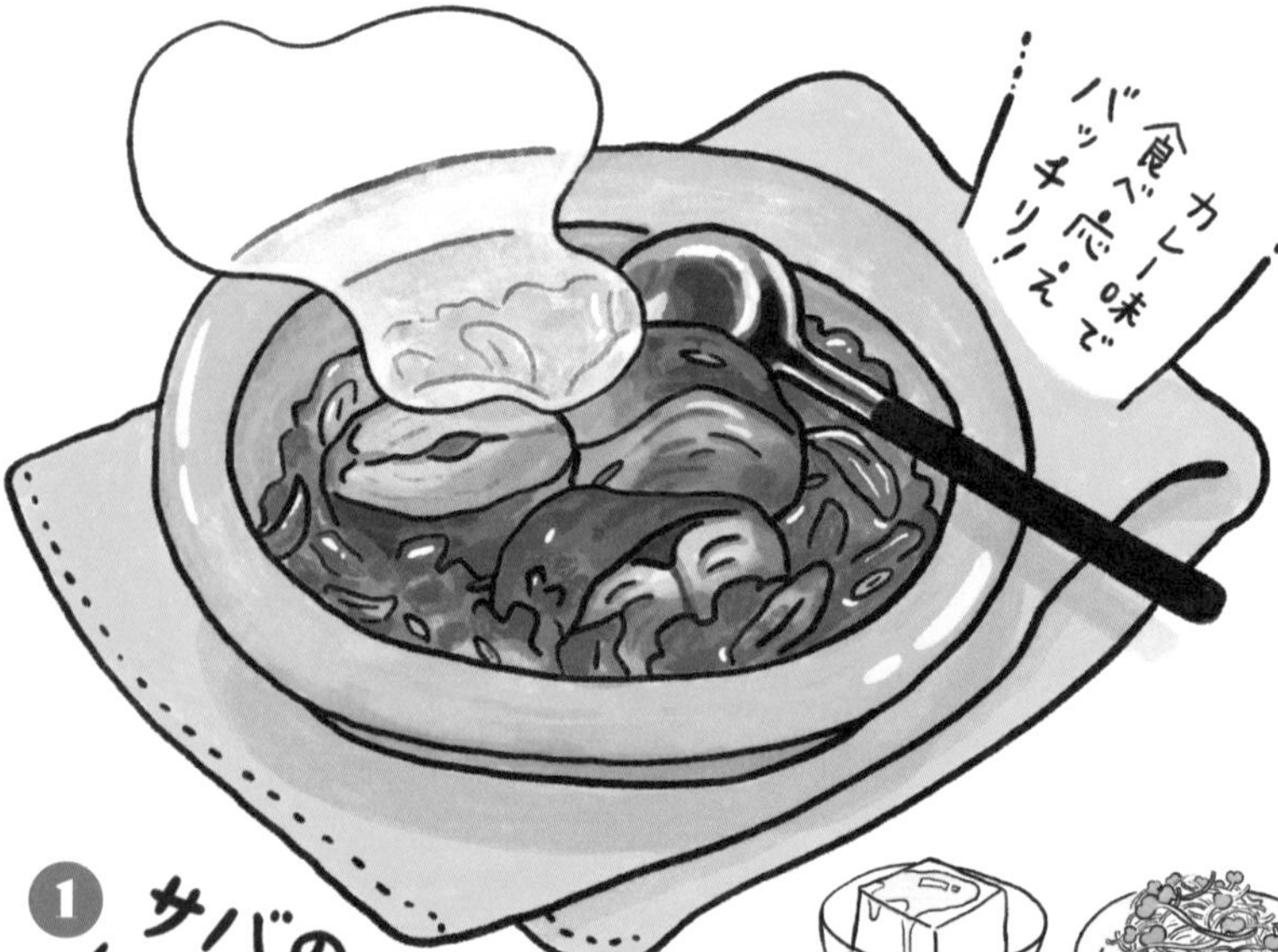

1 サバのトマトカレー煮

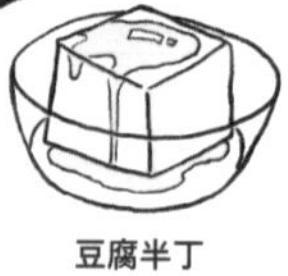

豆腐半丁
（レモン汁添え）

2

ブロッコリー
スプラウト

3

毎日同じ時間に食べよう!

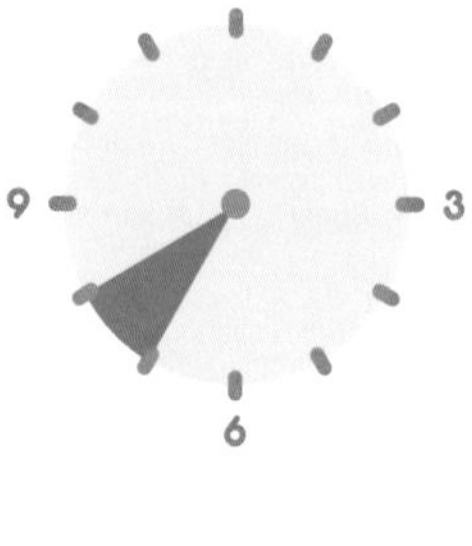

夜 7:00～8:00

上記の時間内に食べることが理想ですが、
遅くなるときは胃腸に無理のない範囲で早めに。

① サバ水煮缶

プランBでは、結果にこだわって必ず水煮を選びましょう。ひと手間かければ、満足感のあるメイン料理に！ P52〜の実践編で紹介するレシピを参考にすれば飽きずに1週間を乗り切れるはず！

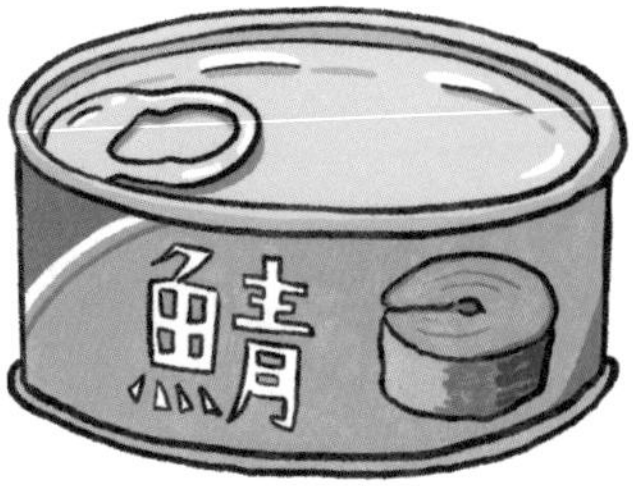

② 豆腐（半丁）

プランAと同じ豆腐半丁ですが、プランBではしょうゆや塩など塩分のある調味料はガマン！ かつおぶしや大葉などの薬味や、わさびやレモン汁などで食べましょう。

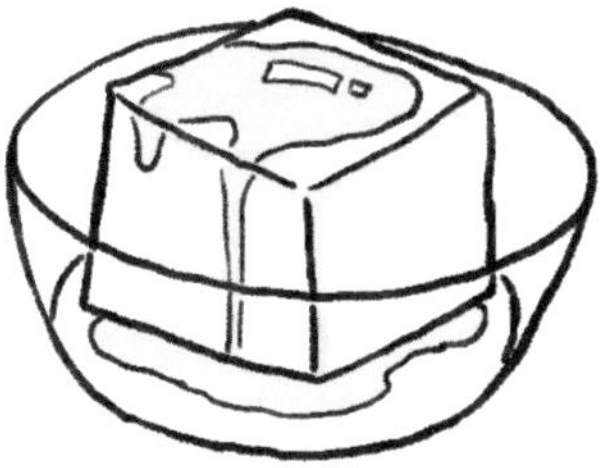

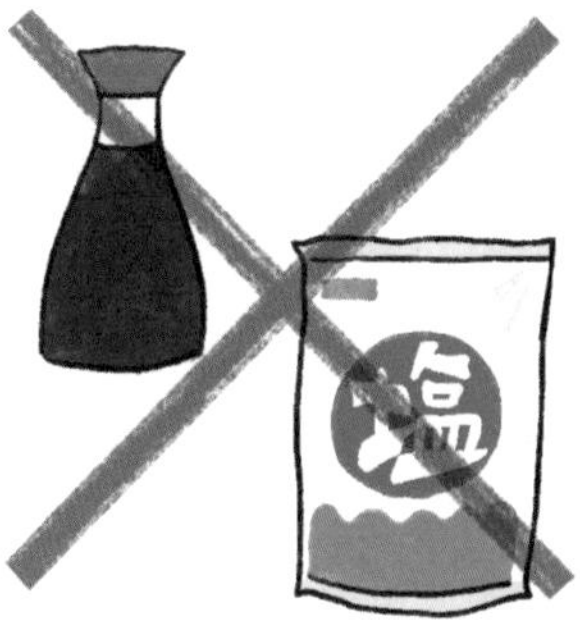

③ ブロッコリースプラウト

ブロッコリースプラウトとは、発芽して間もないブロッコリーの新芽。抗酸化作用で注目の「スルフォラファン」を多く含み、“きれいにやせる”を後押し。好きなだけ食べてOK。

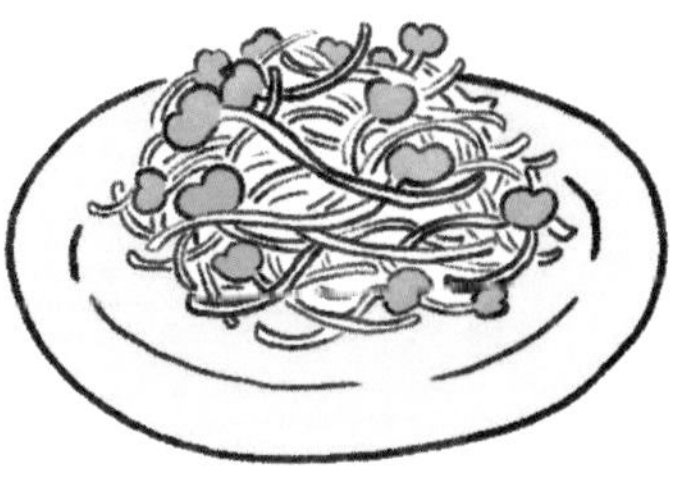

心が弱い人、
忙しくて
時間に余裕がない
アナタに……

1週間の献立

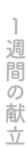

1日目

朝

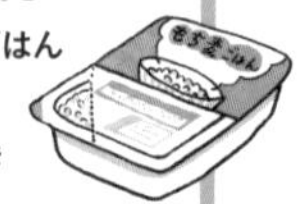

●もち麦ごはん
●納豆
●目玉焼き
●キウイ
（ブラックコーヒー）

昼

●コンビニおにぎり・鮭
●コンビニ焼き鳥・もも
●ヨーグルト

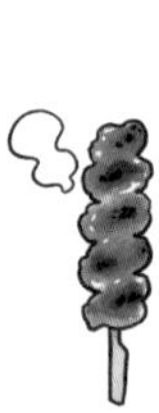

夜

●サバ缶・水煮（千切りきゅうり添え）
●豆腐半丁（しょうが添え）

2日目

朝

●もち麦ごはん
●キムチ
●ハムエッグ
●バナナ
（ブラックコーヒー）

昼

●コンビニサンドイッチ・ハム
●濃縮ヨーグルト
●おだんご

夜

●イワシ缶・蒲焼（生玉ねぎスライス添え）
●豆腐半丁（かつおぶし添え）

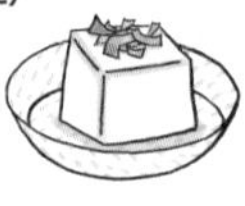

3日目

朝

●もち麦ごはん
●納豆
●目玉焼き
●イチゴ
（ブラックコーヒー）

昼

●コンビニおにぎり・おかか
●コンビニ焼き鳥・つくね
●ヨーグルト

夜

●サンマ缶・水煮（レンチンしたもやし添え）
●豆腐半丁（梅肉添え）

神やせ プランA

「神やせプランA」は、今まで
食事でやせるダイエット法を試してみたけれど、
なかなかうまくいかなかった人や、
きれいになりたいけれど
仕事や家事などに追われて
ダイエットに向き合うゆとりがない人向けです。

4日目

朝
●もち麦ごはん
●納豆
●目玉焼き
●キウイ
（ブラックコーヒー）

昼
●コンビニサンドイッチ・野菜
●濃縮ヨーグルト
●大福

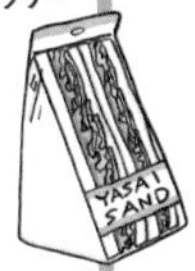

夜
●鮭缶・水煮または焼き鮭（レンチンしたブロッコリー添え）
●豆腐半丁（大葉添え）

5日目

朝
●もち麦ごはん
●キムチ
●ハムエッグ
●バナナ
（ブラックコーヒー）

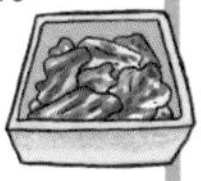

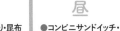

昼
●コンビニおにぎり・昆布
●コンビニ鶏のささみフライ
●ヨーグルト

夜
●サバ缶・みそ煮（千切りキャベツ添え）
●豆腐半丁（みょうが添え）

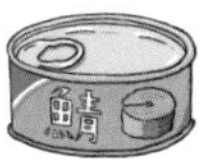

6日目

朝
●もち麦ごはん
●納豆
●目玉焼き
●イチゴ
（ブラックコーヒー）

昼
●コンビニサンドイッチ・野菜
●濃縮ヨーグルト
●どら焼き

夜
●イワシ缶・水煮（レンチンしたキャベツ添え）
●豆腐半丁（ゆずこしょう添え）

7日目

朝
●もち麦ごはん
●納豆
●目玉焼き
●キウイ
（ブラックコーヒー）

昼
●コンビニおにぎり・梅
●サラダチキン
●ヨーグルト

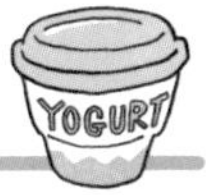

夜
●サンマ缶・蒲焼（レンチンしたもやし添え）
●豆腐半丁（長ねぎ添え）

TIPS

もち麦ごはん、納豆、卵2個の日玉焼き、キウイは1～2個、ブラックコーヒーとダイエット中でも朝食はしっかり食べるのが、神やせ流。

1日目・朝

Breakfast

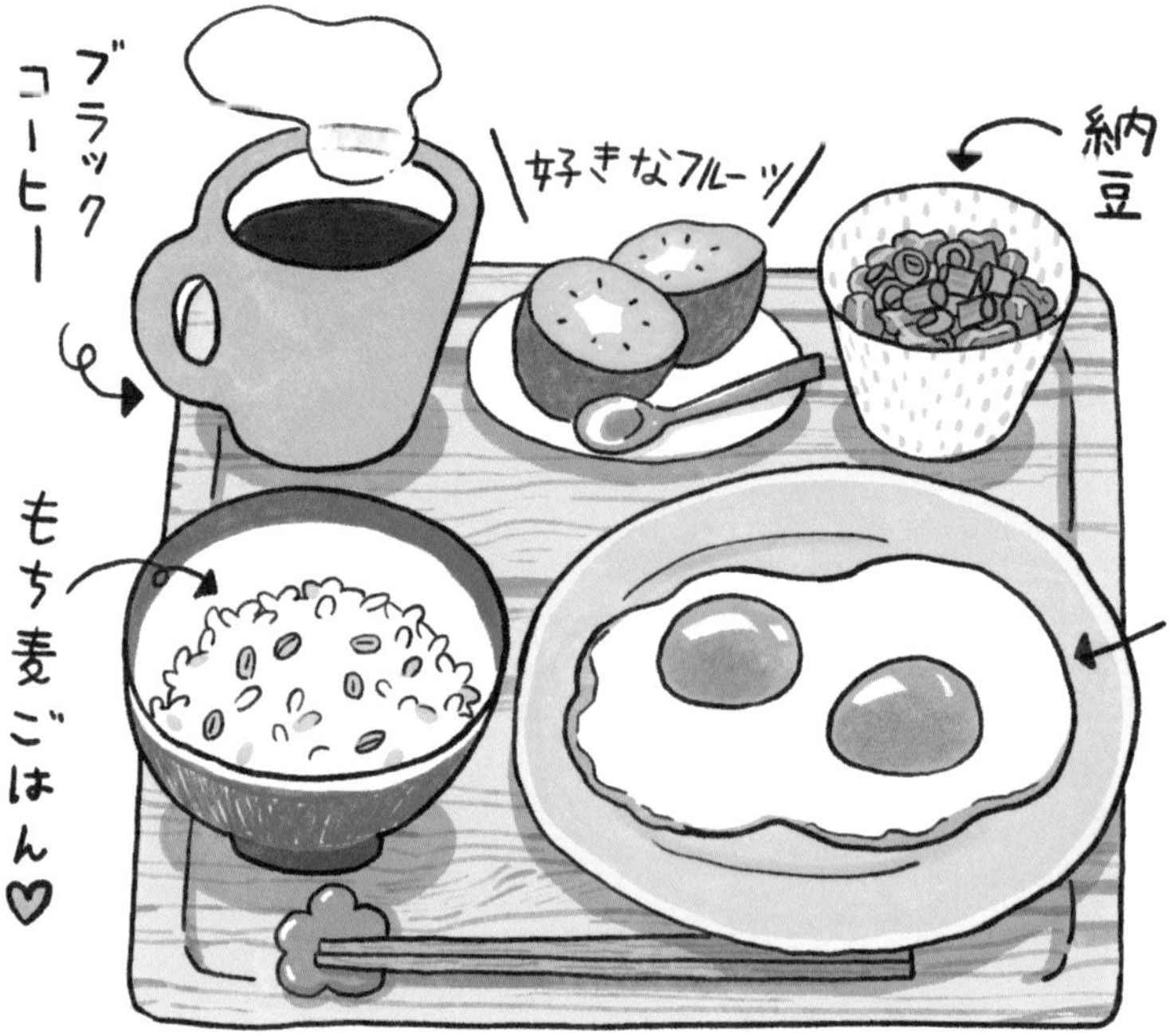

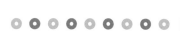

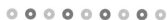

神やせ Q&A

7日間でやせるのに、毎日3食食べて大丈夫?

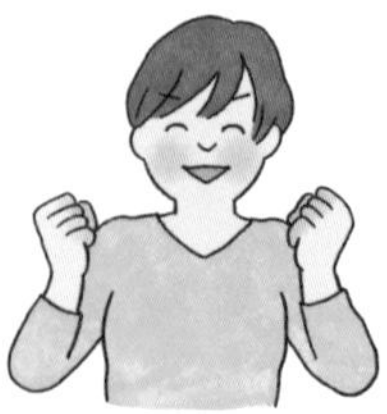

ダイエットがうまくいかない理由の1つが、食欲の誘惑に負けてしまうこと。神やせプラン通りに食べると、**必要以上に食欲が**わかなくなります。むしろ必ず3食食べるべし!

1日目・昼

Lunch

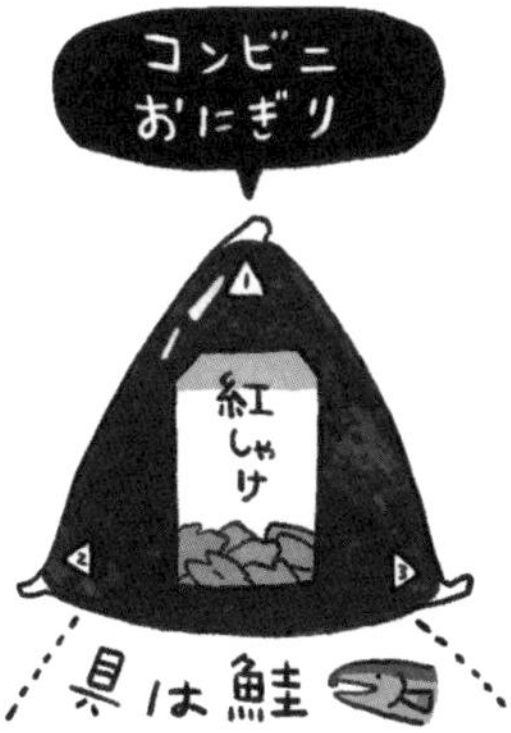
コンビニ
おにぎり
紅しゃけ
具は鮭

ヨーグルト
プレーン
YOGURT

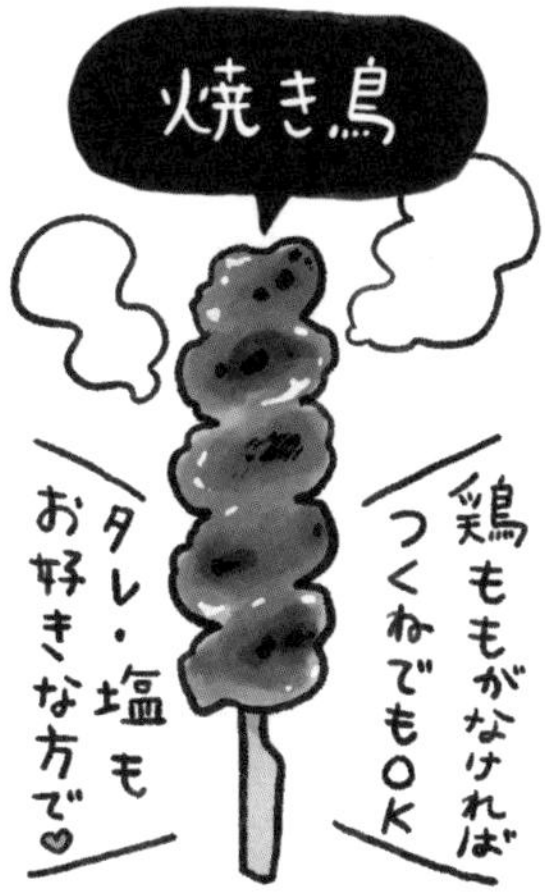
焼き鳥
鶏ももがなければつくねでもOK
タレ・塩もお好きな方で♡

神やせ Q&A

朝も昼も糖質をとって、本当にやせられる？

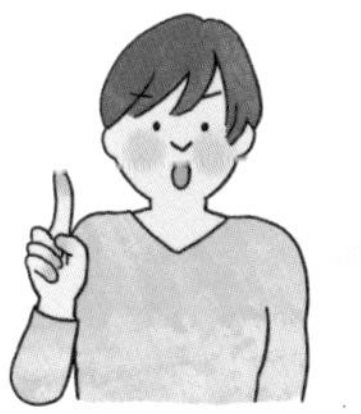

○ 糖質は体を動かすガソリン！ 活動前にとると元気に動けるようになって代謝が上がり、やせやすい体に。実は1日が始まる朝と、まだまだ動く昼に糖質をとると、やせ体質に変化。

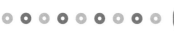

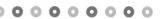

1日目・夜

Dinner

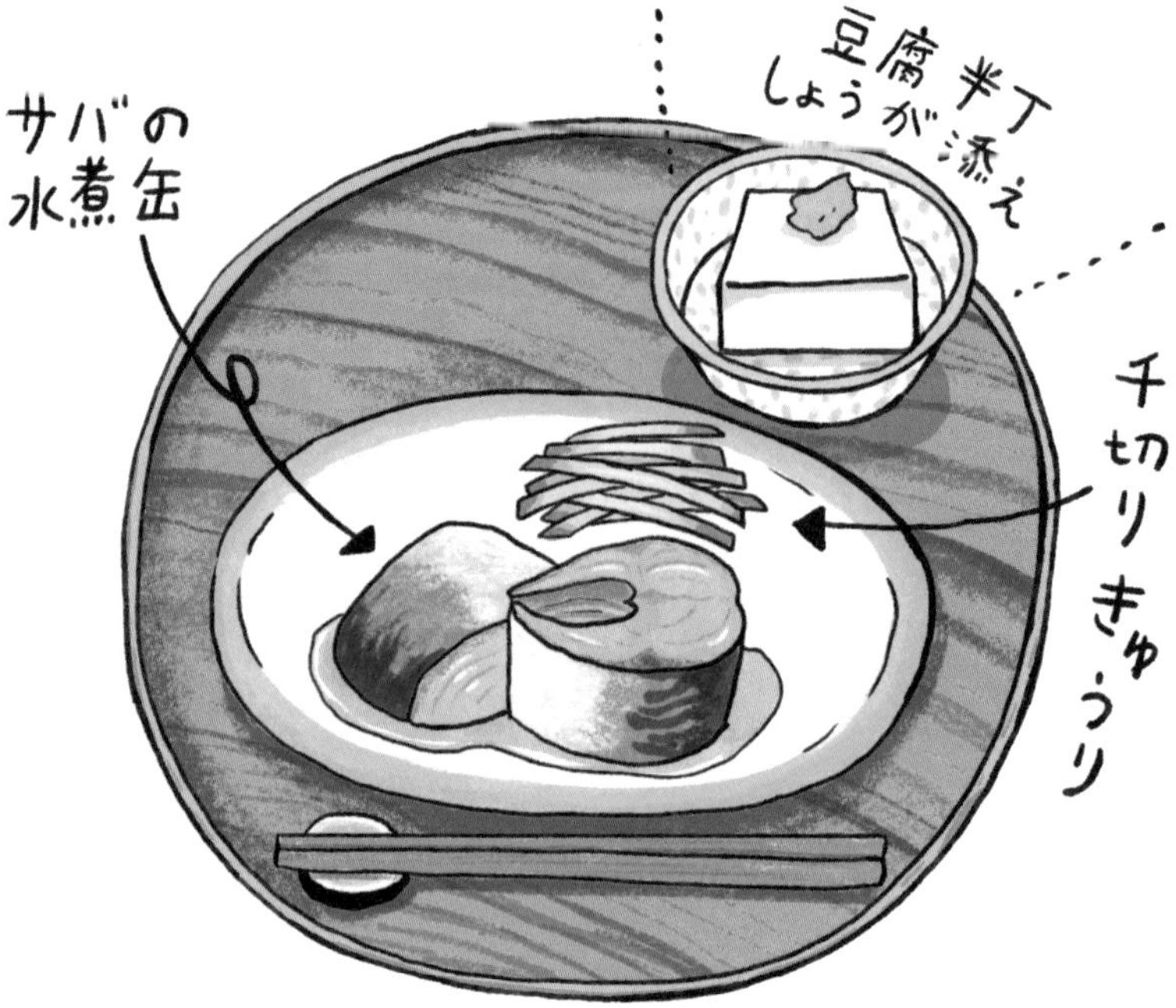

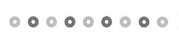

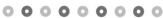

※豆腐や野菜は好きな調味料で味付けしてね

神やせ Q&A

サバなどの青魚が苦手。他の魚でもいい？

○ 青魚が苦手な人は、鮭でもOK。みなさんが思っている以上に、はるかに魚を食べるメリットは大きいです。味付けはお好みで大丈夫なので、うまく取り入れましょう。

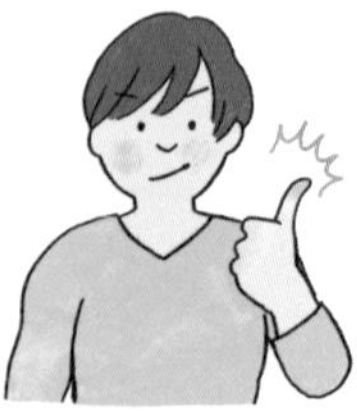

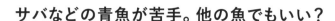

TIPS

魚の缶詰は、水煮に限らず、みそ煮や蒲焼でも好きなタイプでOK。魚の種類は、サバ、イワシ、サンマなど青魚がベストです。

TIPS

ハムエッグは、卵1個にハム2枚がポイント。一見、カロリーのとり過ぎのように思うかもしれませんが、十分なたんぱく質をとるためです。

神やせ プラン A

2日目・朝

Breakfast

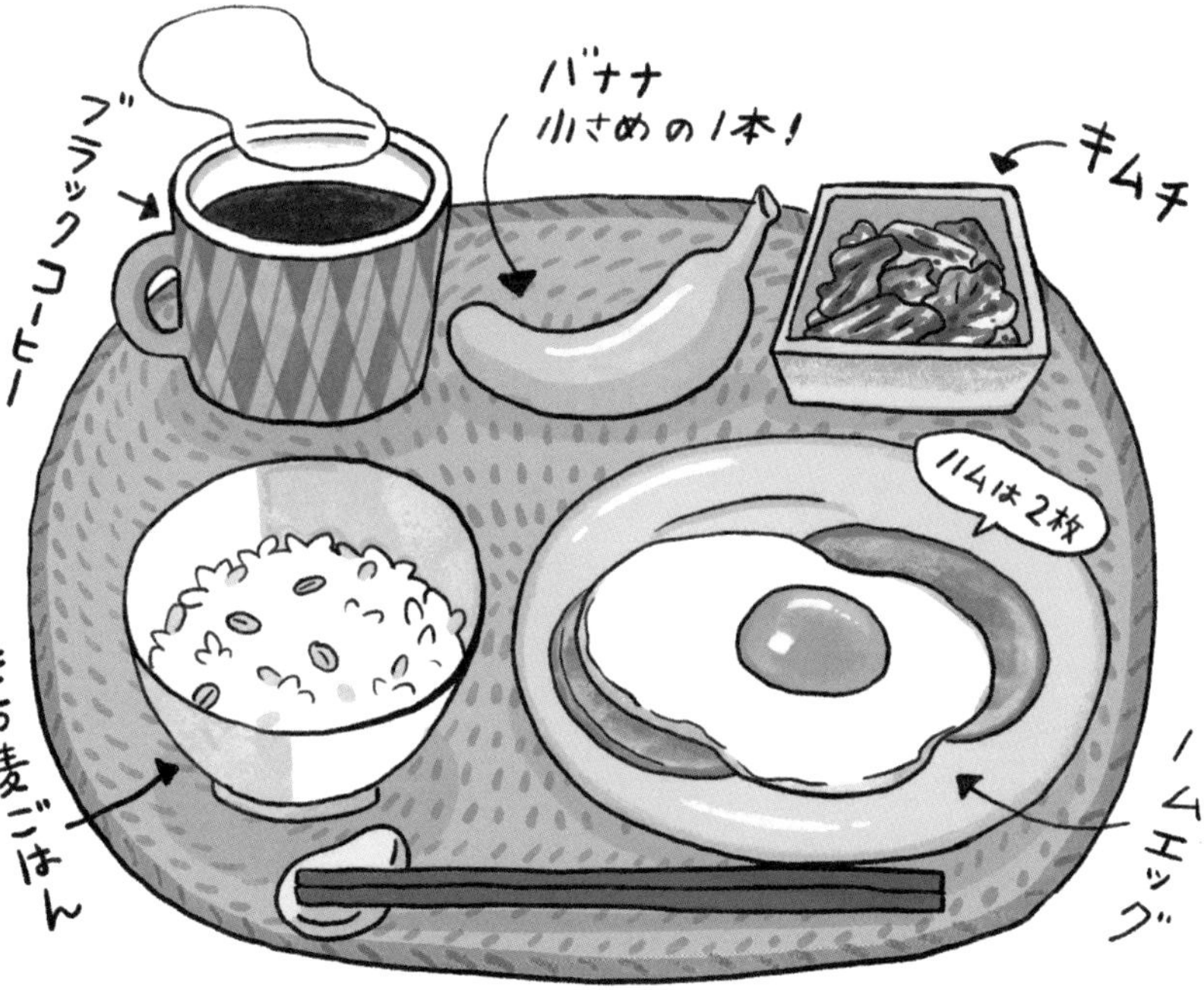
ブラックコーヒー
バナナ
小さめの1本!
キムチ
ハムは2枚
もち麦ごはん
ハムエッグ

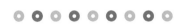

神やせ Q&A

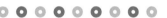

「神やせプラン」を始めるのにいいタイミングってある?

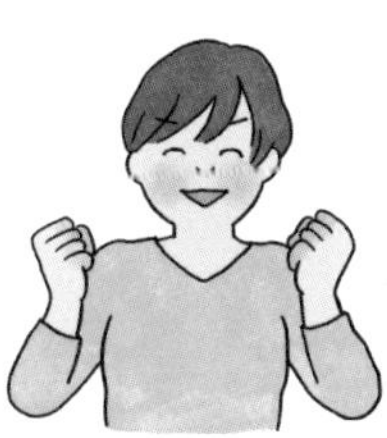

○ 基本的にいつ始めても効果が出るプランです。ただし女性の場合、生理前後は体重が不安定になるので効果がわかりにくいことも。生理後2〜3日経ってから始めるのがおすすめ。

2日目・昼

Lunch

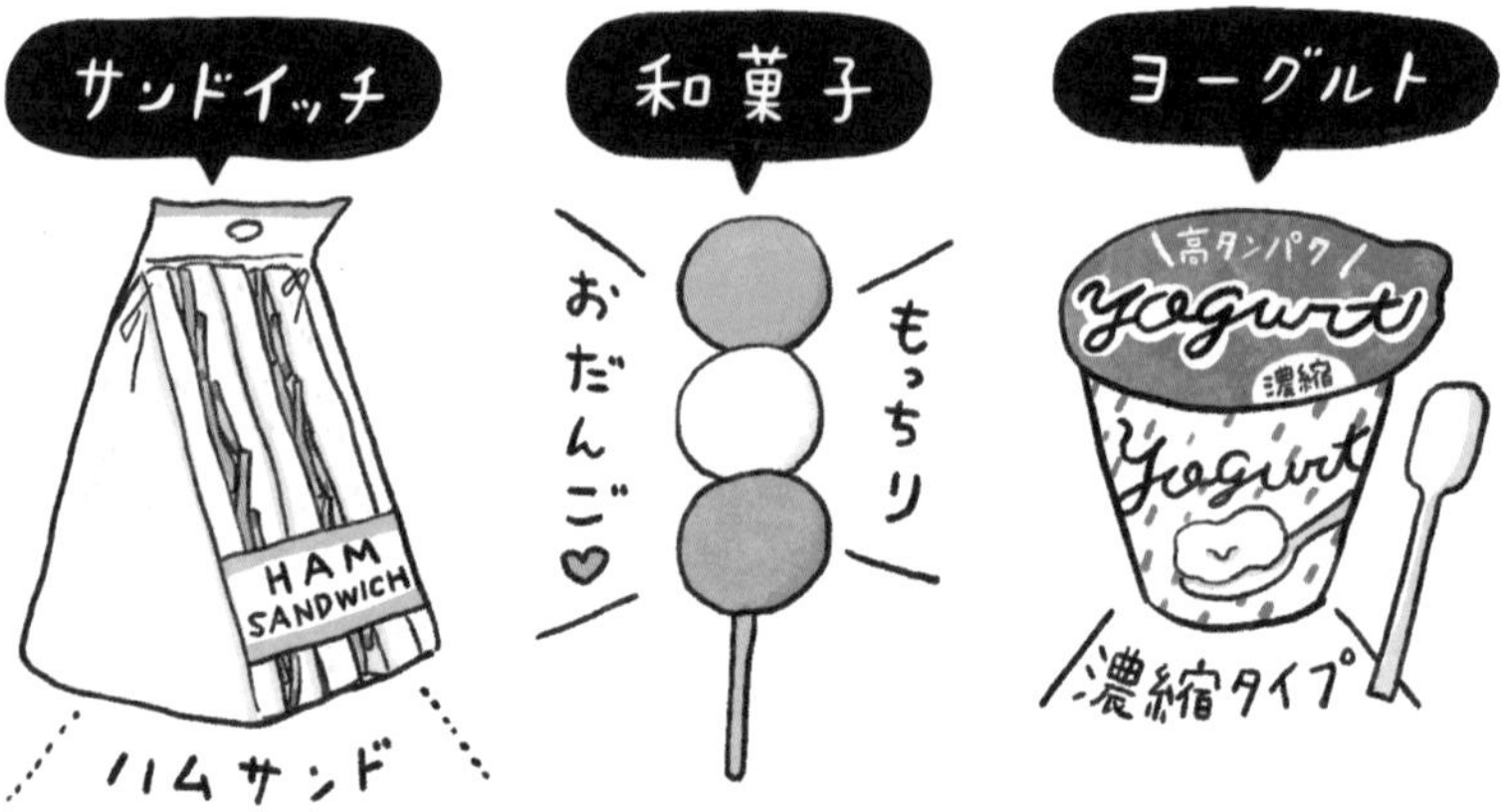

神やせ
Q&A

ダイエット中に甘い和菓子を食べてもいいの？

○ 大好きな甘いものをゼロにするとストレスでダイエットに挫折してしまうことも！昼に食べる和菓子はメリットが多く、甘いもの欲求も満たせるのでむしろ食べて！

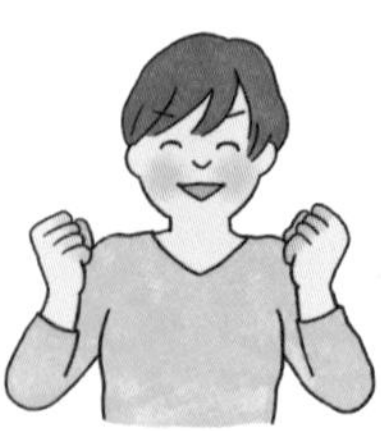

TIPS

サンドイッチと一緒に食べるヨーグルトは、通常のヨーグルトよりもたんぱく質を多く含んでいる、濃縮ヨーグルトを選んで。

TIPS

豆腐は木綿はたんぱく質が多く、絹ごしはビタミン、ミネラルが多いと言われますが、それほど大きな差はないので好きなほうを！

神やせ プラン A

2日目・夜

Dinner

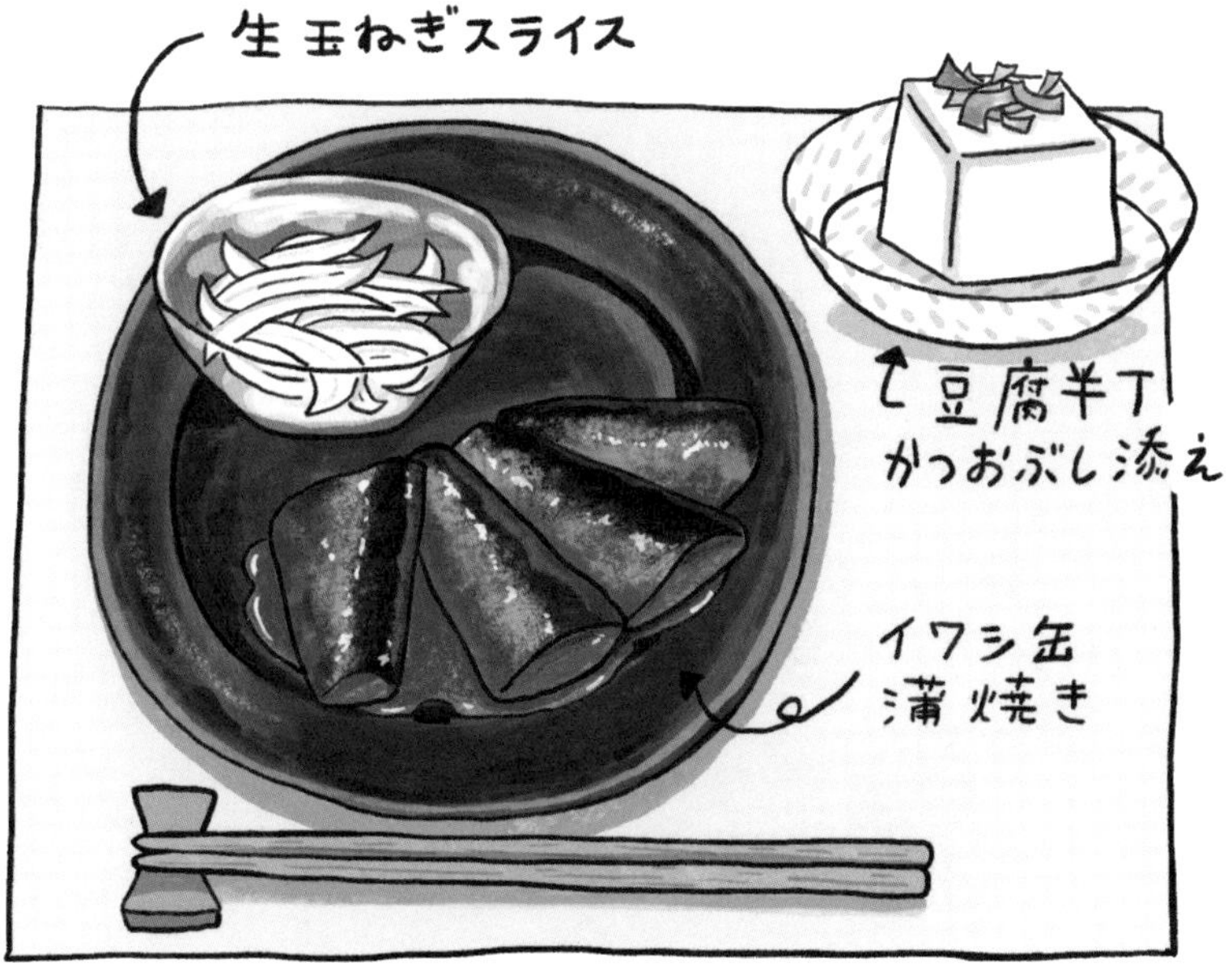
生玉ねぎスライス
豆腐半丁
かつおぶし添え
イワシ缶
蒲焼き

※豆腐や野菜は好きな調味料で味付けしてね

神やせ Q&A

お酒は飲んでもいいですか？

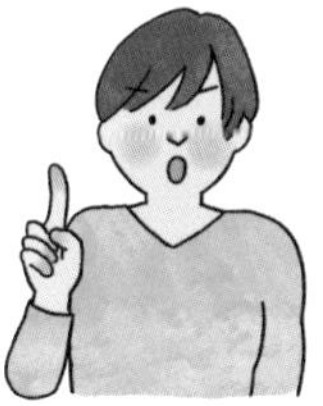

✕ ズバリ！ ダイエットの天敵はお菓子よりもお酒です。今回は7日間という短期間のダイエットなので「ダイエットのスペシャルイベント期間」ととらえ、お酒は控えましょうね！

3日目・朝

Breakfast

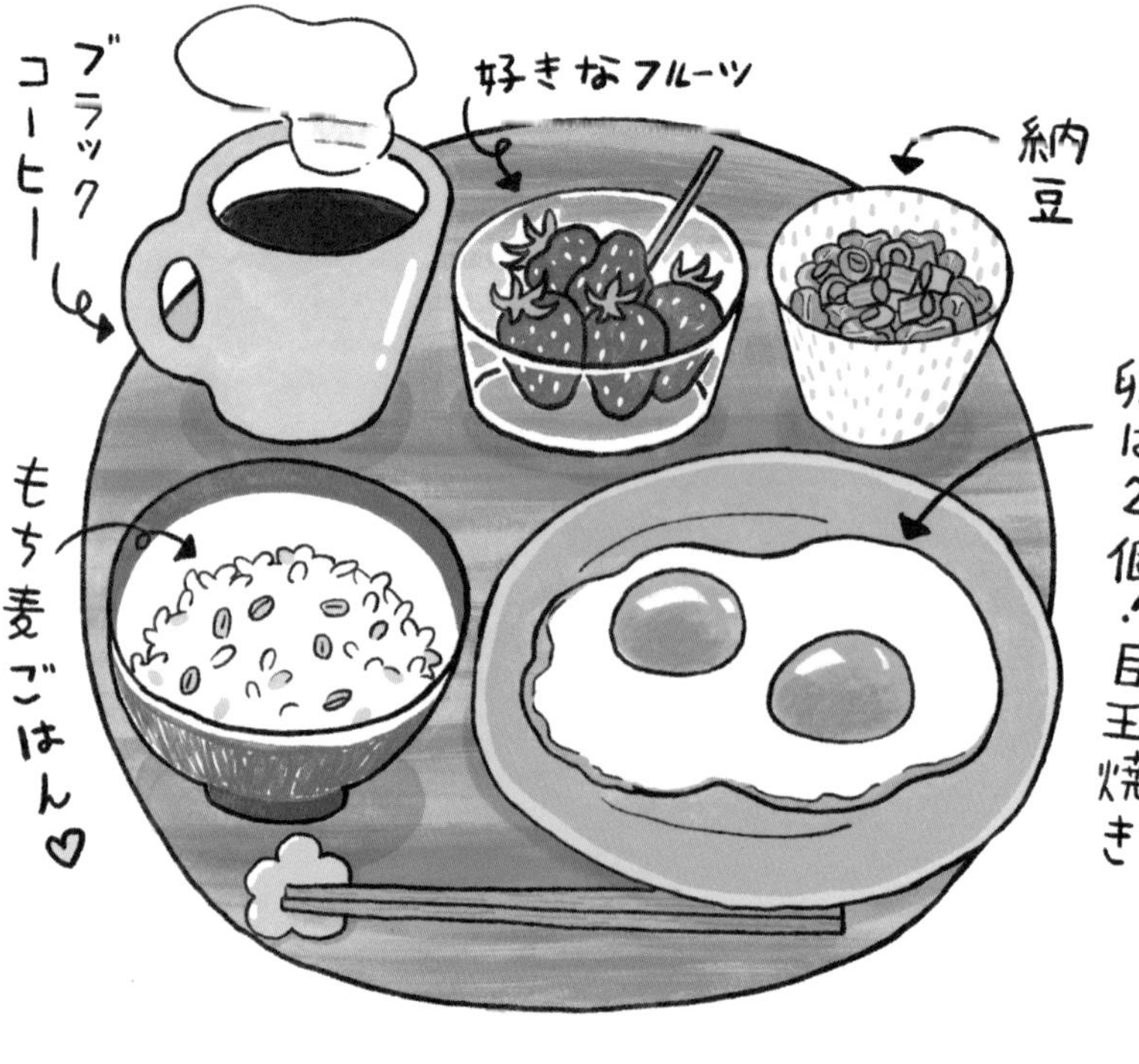

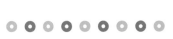

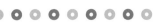

神やせ Q&A

卵を1日2個食べても大丈夫？

○ 卵は、ビタミンCと食物繊維以外のすべての栄養素を含む、ほぼ完全栄養食品なので、むしろ積極的に食べたいところ。1日1〜3個がおすすめ！ 卵かけごはんの場合はよくかんで食べてね。

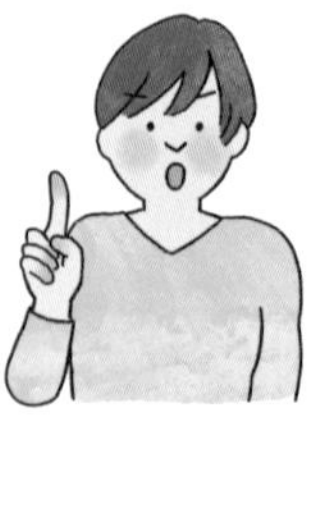

TIPS

フルーツはカロリー高めと思われがちですが、イチゴは大きめの粒でも1個10kcal程度。よほど食べ過ぎなければ太ることはありません。

神やせ
プラン
A

3日目・昼

Lunch

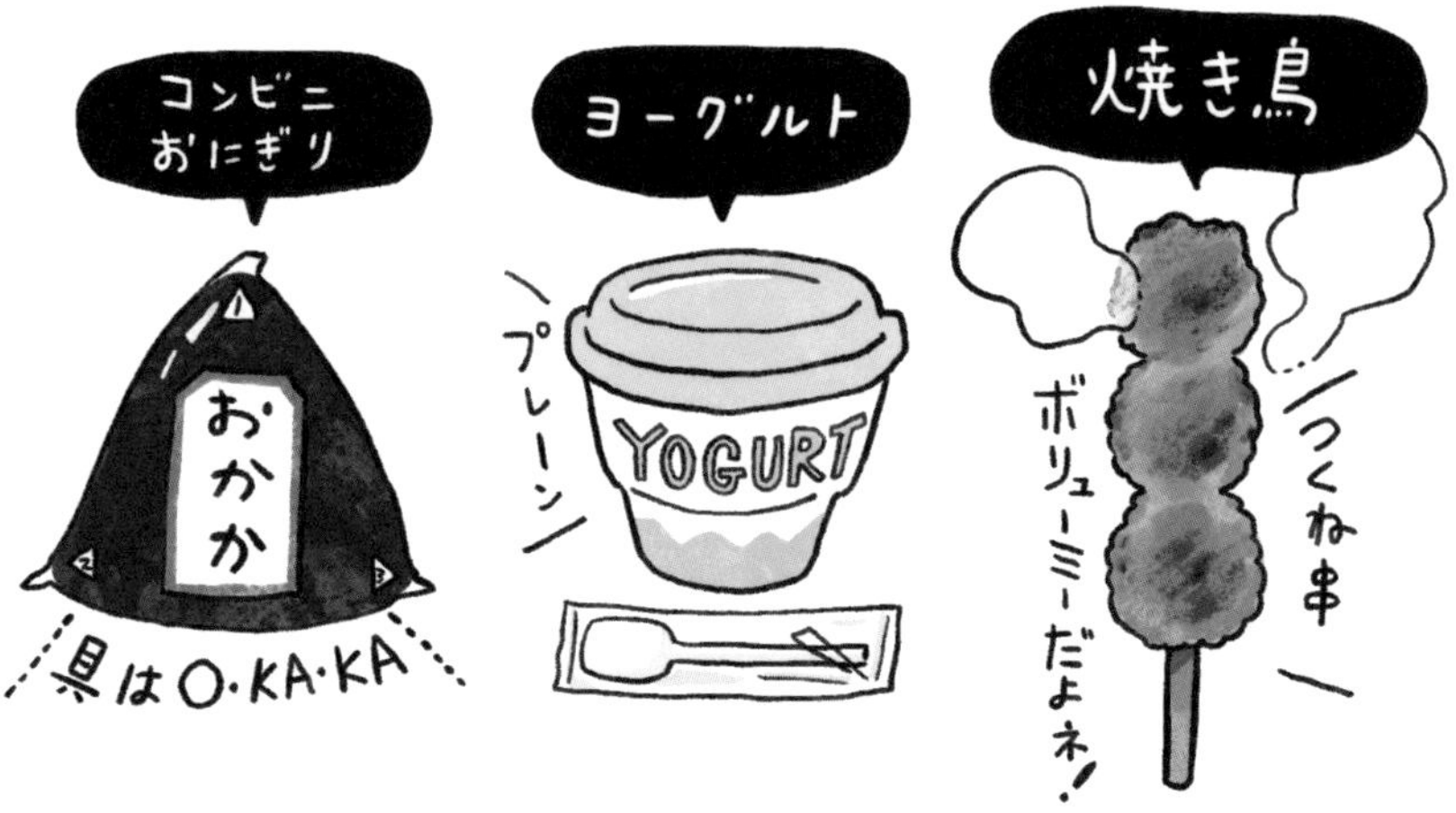

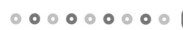

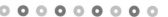

神やせ
Q&A

野菜をあまりとらない食事が続きますが……

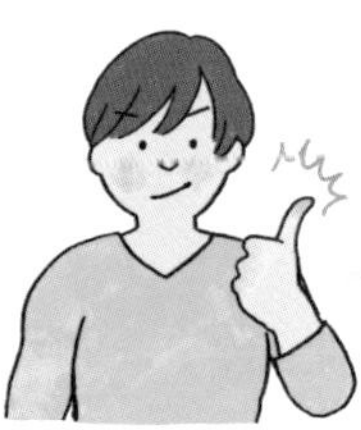

〇「野菜＝健康的」のイメージがありますが、保存状況や調理方法で栄養素が減ってしまうことも！ そこで、「神やせプラン」ではビタミンやミネラルを、主にフルーツからとっています。

TIPS
焼き鳥のたれと塩で悩む人もいると思いますが、悩むほどの差はないので好きな味でOK！ ない場合はサラダチキンでも代用可です。

神やせ プラン A

3日目・夜

Dinner

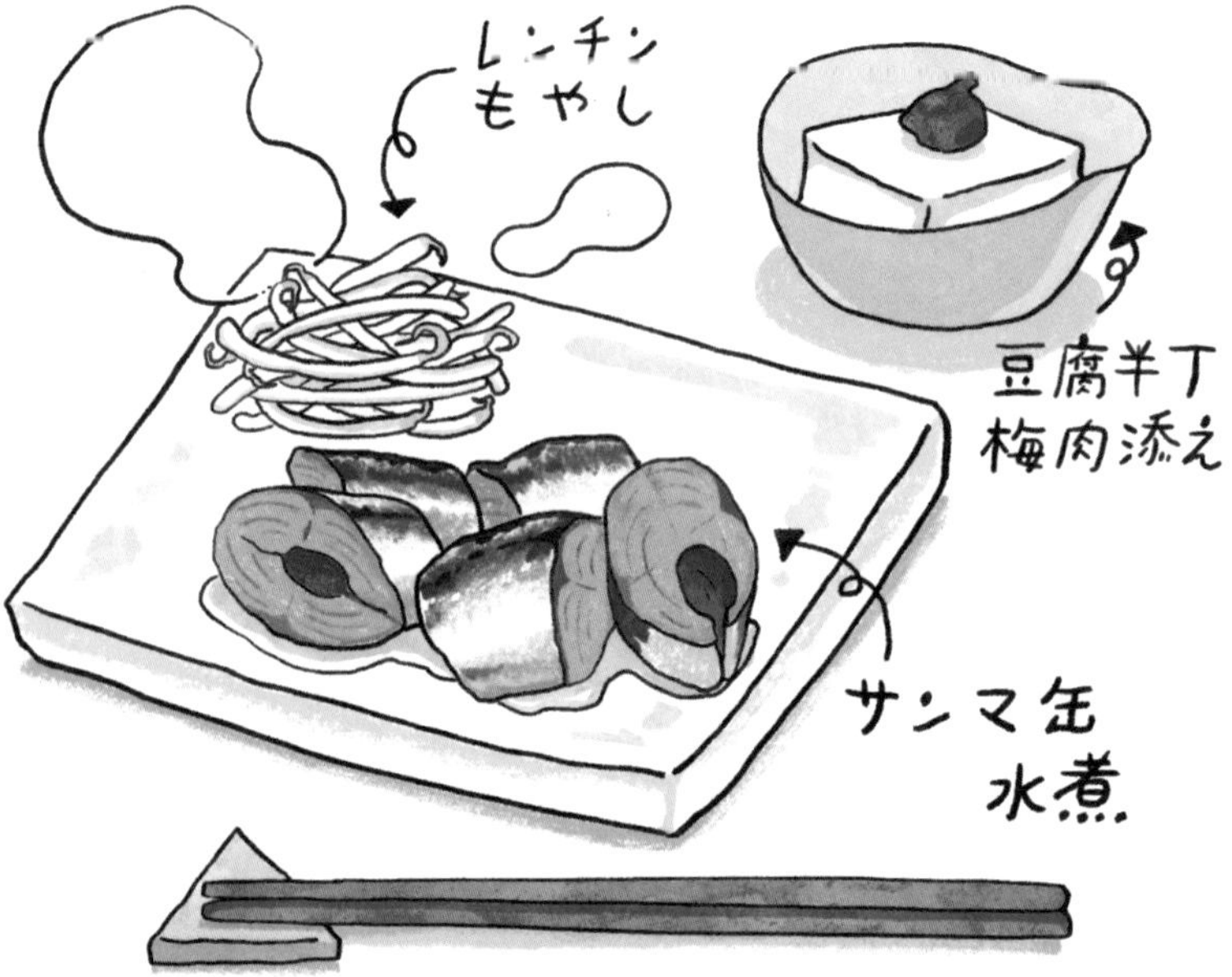

レンチン
もやし
豆腐半丁
梅肉添え
サンマ缶
水煮

※豆腐や野菜は好きな調味料で味付けしてね

神やせ Q&A

すごくイライラしてしまうのですが、続けてもいい？

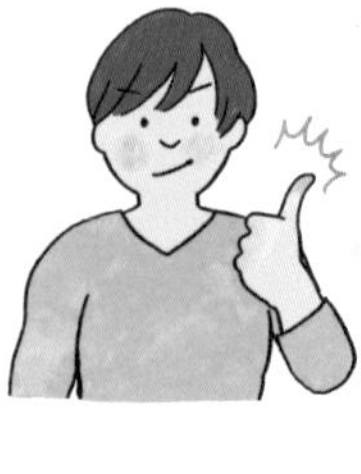

○ 僕の指導経験上、食生活が変わるとイライラする方もまれにいますが、3〜4日目くらいに調子がよくなる方が大半なので、がんばって続けてみて！

TIPS

サバ缶が体によいと言われますが、イワシ缶やサンマ缶など青魚であれば性能はほぼ同じ。飽きないようにローテーションするのも大事ですよ！

TIPS

1日目と同じ朝食メニュー。ごはんを玄米や五穀米に、納豆をキムチやビフィズス菌多めのヨーグルトに変えるなどのアレンジをしてもOKです。

神やせ プラン A

4日目・朝

Breakfast

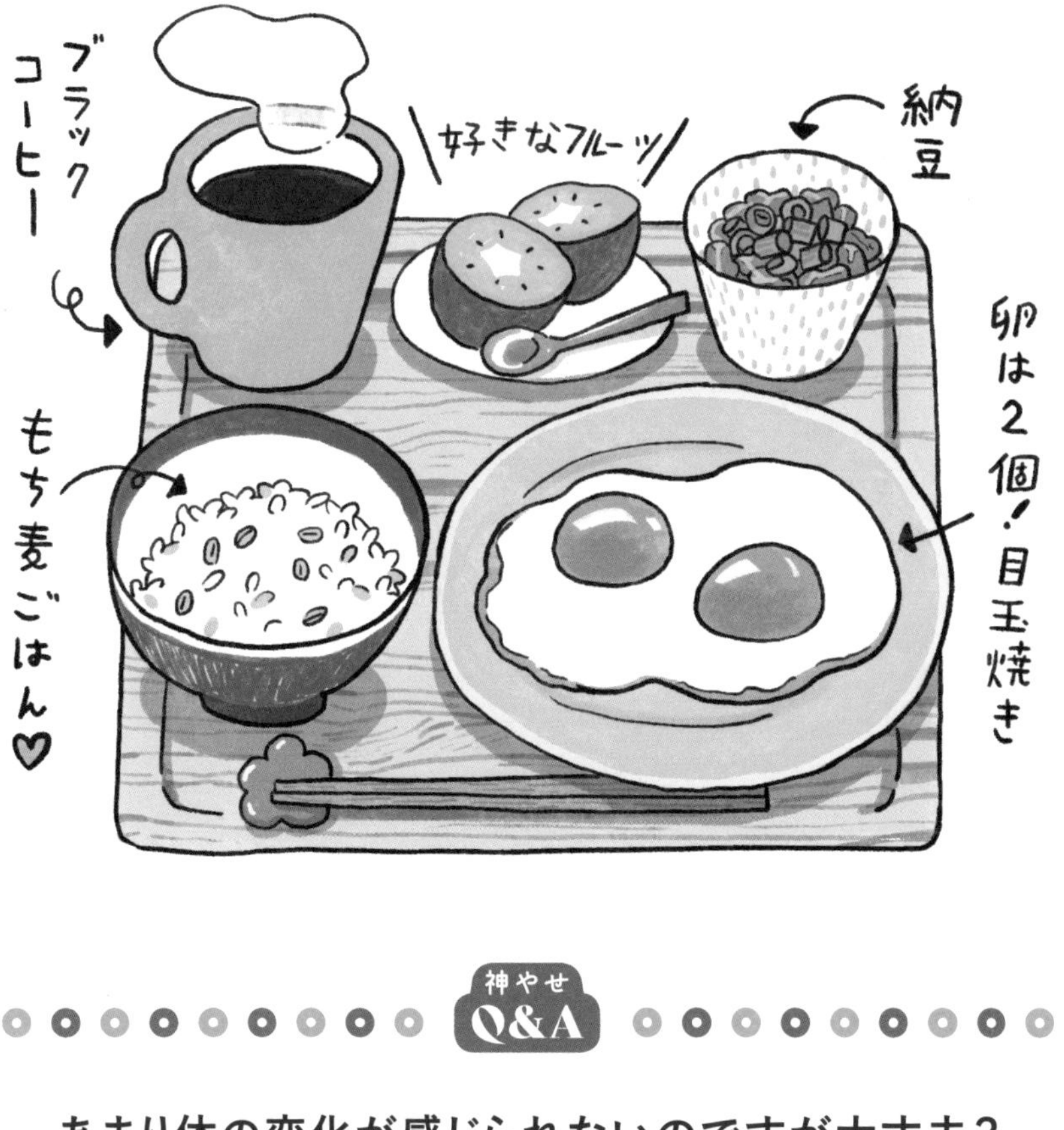

神やせ Q&A

あまり体の変化が感じられないのですが大丈夫?

「神やせプラン」の効果をなかなか実感できなくても、心配しないで! 見た目や体重には変化がなくても、**体の中身は明らかに変わっています**。あきらめずに続けてくださいね。

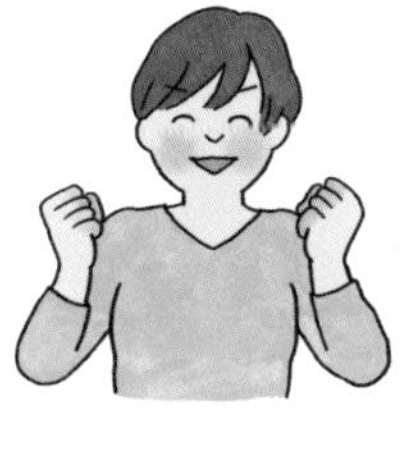

神やせ プランA

4日目・昼

Lunch

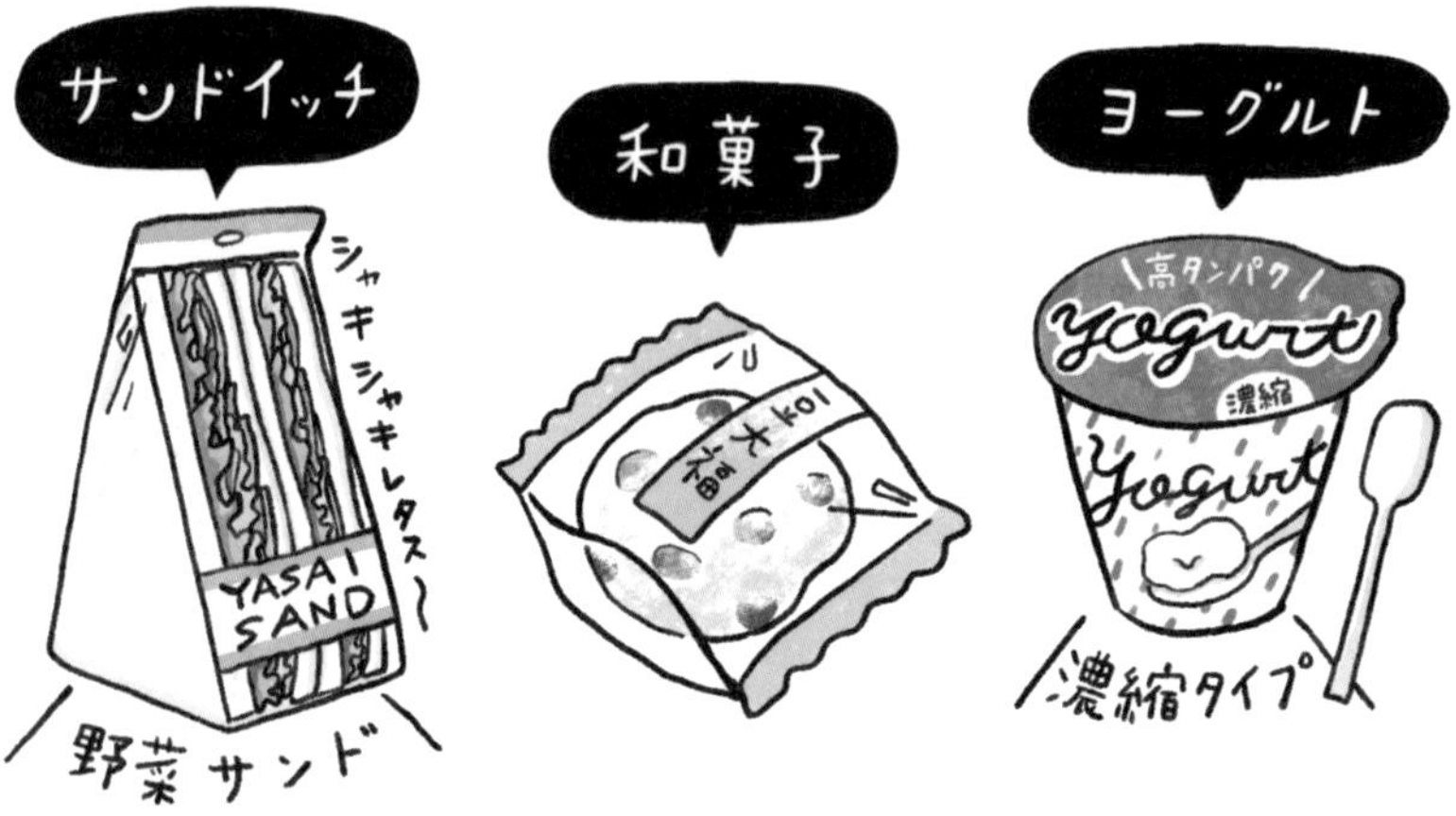

TIPS

サンドイッチがない場合はブリトーでも代用可。おすすめはハム&チーズや照り焼きなど。

神やせ Q&A

昼食と夕食の間が空いてもいい？

✕ 食事の間隔が空くと、筋肉が落ちてやせにくい体に！ 時間が空くときはリスクを減らすためにランチのおにぎりやサンドイッチを少し大きめに、夕食のサバ缶を少し小さめに。

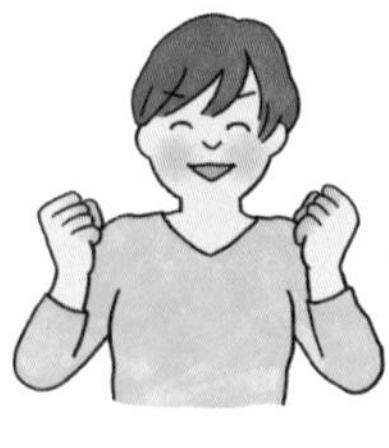

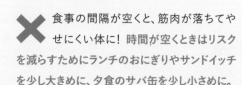

TIPS

鮭で注目したい栄養素が、若返りに効果的と注目されているアスタキサンチン。缶でも焼き鮭でもOK！

4日目・夜

Dinner

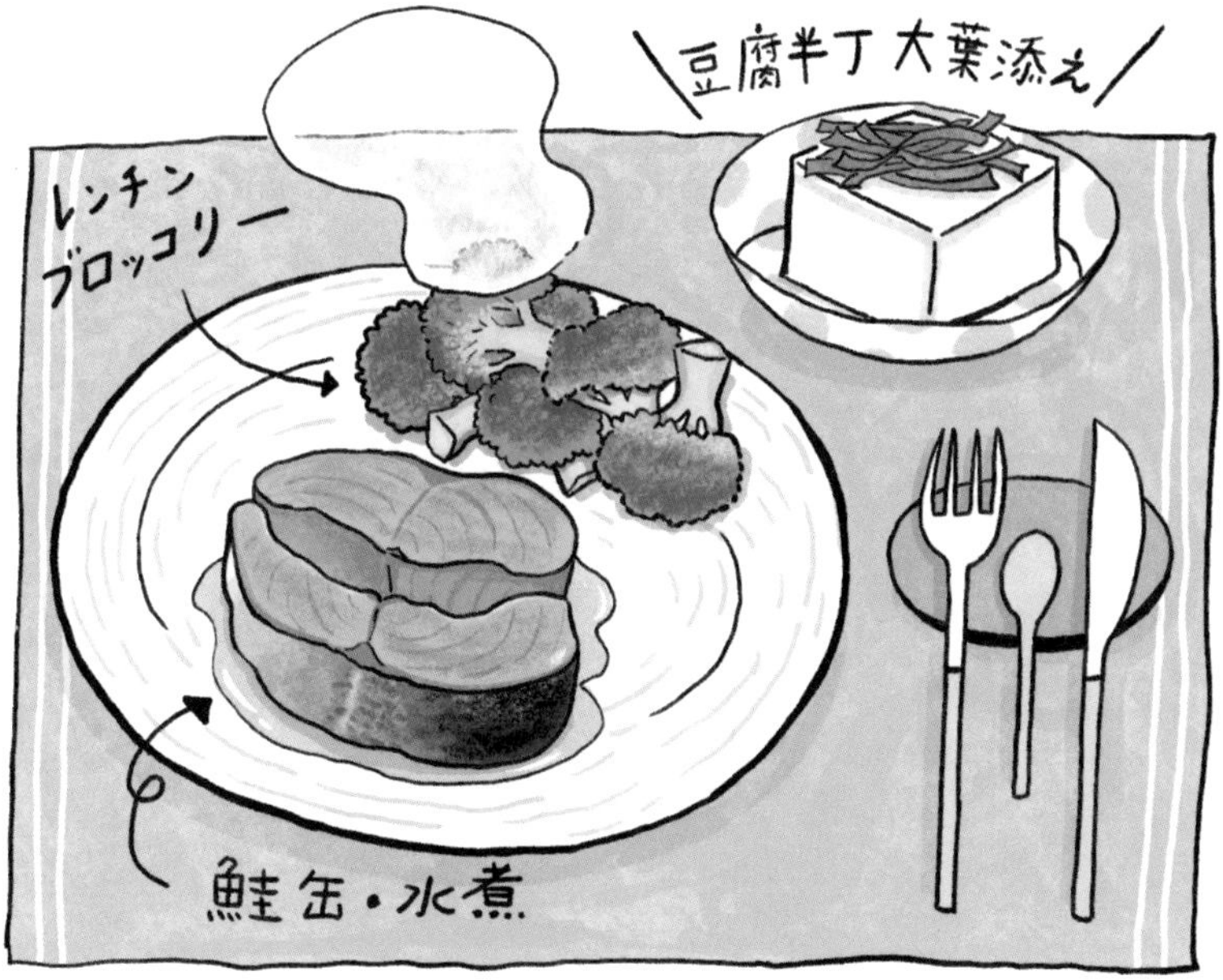
豆腐半丁 大葉添え
レンチン
ブロッコリー
鮭缶・水煮

※豆腐や野菜は好きな調味料で味付けしてね

神やせ
Q&A

夕食のサバは、サバの干物でもいいですか？

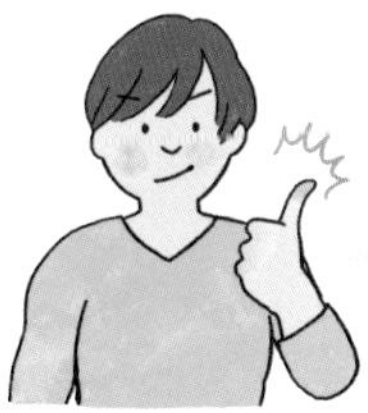

✕ サバに含まれる良質な脂質は熱と光に弱く、天日干しのサバでは脂が酸化して、本来の効果が得られなくなってしまいます。新鮮な状態で加工されたサバ缶で、食べましょう。

神やせ プランA

5日目・朝

Breakfast

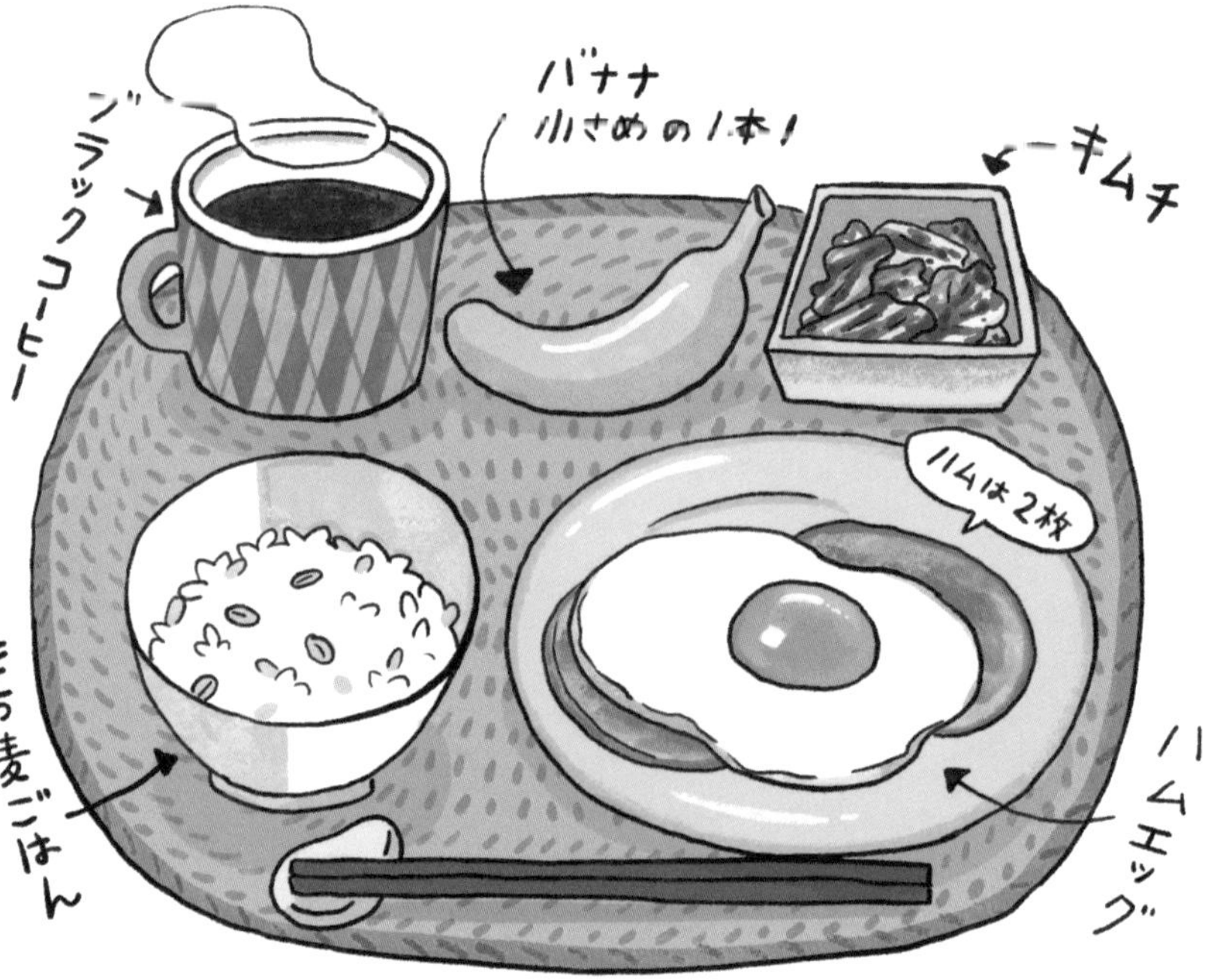

ブラックコーヒー
バナナ
小さめの1本!
キムチ
ハムは2枚
もち麦ごはん
ハムエッグ

神やせ Q&A

朝のフルーツを夜に食べてもいいですか?

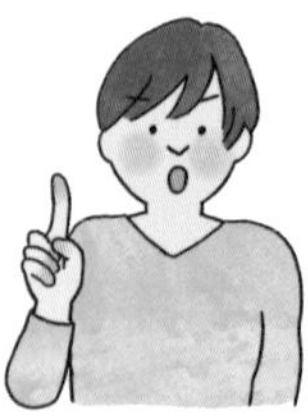

✕ ヘルシーなイメージのフルーツですが、糖質がメインなので、朝食または昼食に食べることで代謝アップのメリットが生まれます。就寝前はそのメリットが得られないので控えて。

TIPS

白米より優秀なもち麦ごはんですが、毎日炊くのが面倒な人は手軽に食べられるパックごはんを利用するのもひとつの手です。

TIPS

「鶏のささみフライ」は、脂質が少ないささみであることがポイント。揚げ物で唯一許される一品です。

神やせ プラン A

5日目・昼

Lunch

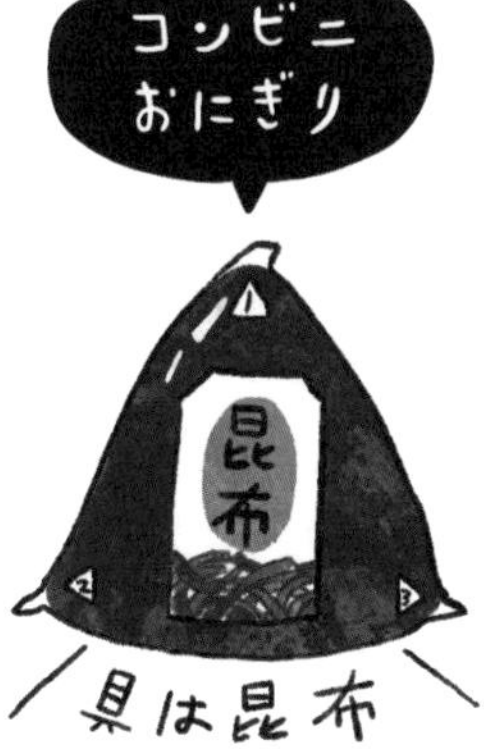

コンビニ
おにぎり
昆布
具は昆布

ヨーグルト
プレーン
YOGURT

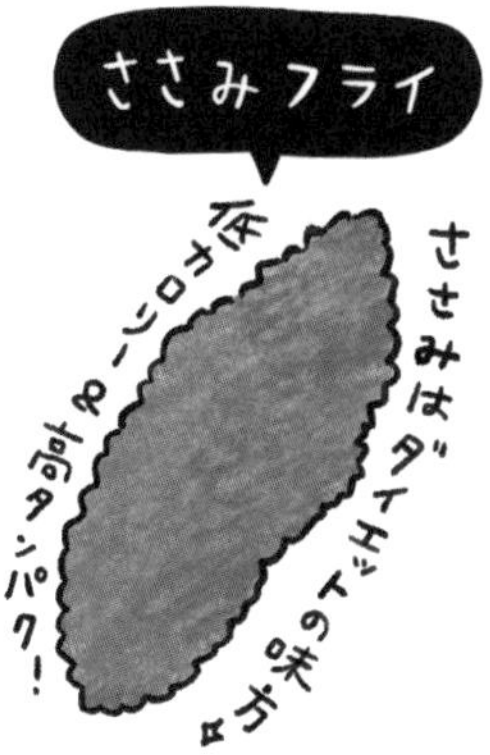

ささみフライ
低カロリー&高タンパク!
ささみはダイエットの味方

神やせ Q&A

焼き鳥やささみフライなど、昼食は鶏肉ばかりでOK？

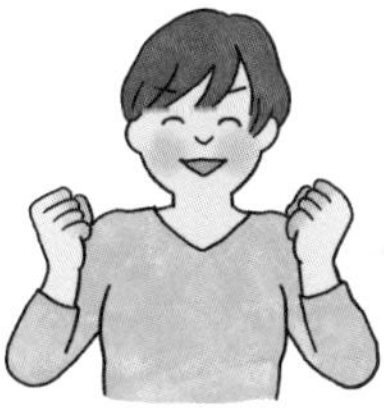

ダイエットに効果的な肉選びのポイントは、高たんぱく質&低脂質！ その視点で言えば、牛肉や豚肉よりも鶏肉がベスト。なかでも、ささみ、むね肉、皮なしのもも肉がおすすめ。

神やせ プラン A

5日目・夜

Dinner

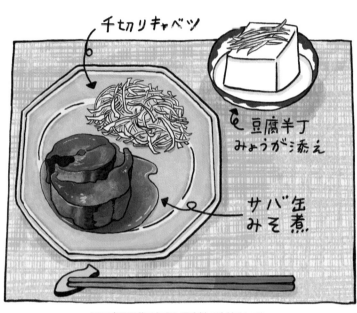

※豆腐や野菜は好きな調味料で味付けしてね

神やせ Q&A

サバ缶の汁は、全部飲まなくてもいい？

〇 飲まなくてOK。汁に栄養成分が入っているからもったいないと思うかもしれませんが、汁にそれほど栄養は入っていません。むしろ、塩分過多のデメリットのほうが大きいです。

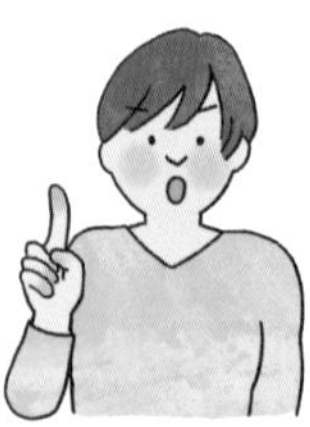

TIPS

千切りキャベツ自体には栄養素はあまり含まれていませんが、食べた満足感や咀嚼回数をアップさせるので、積極的に取り入れましょう。

TIPS

納豆は非常に優秀な栄養素を含む最強食材なので、1日1パックとるだけでダイエットの成功率が格段に上がります!

神やせ プラン A

6日目・朝

Breakfast

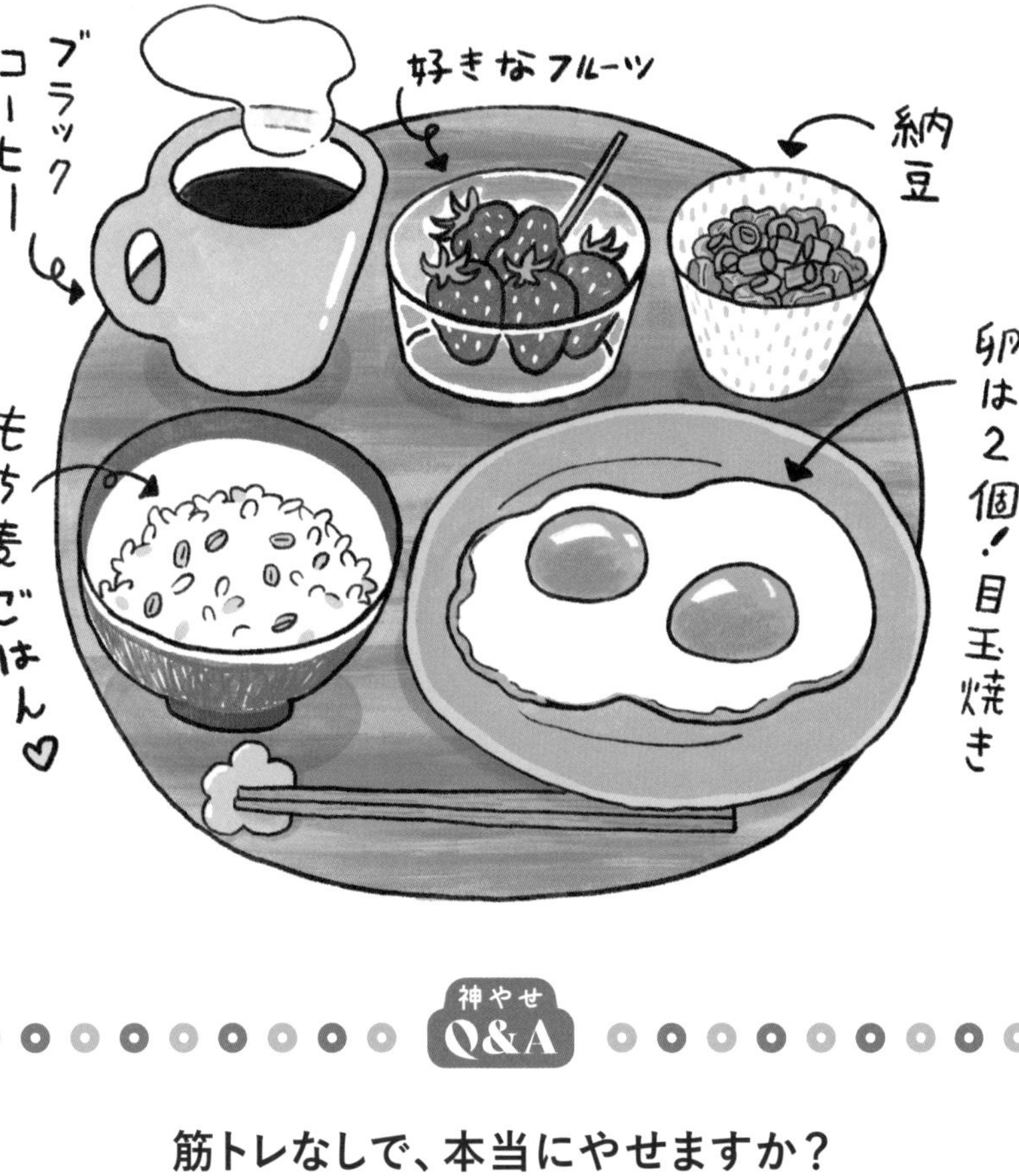

神やせ Q&A

筋トレなしで、本当にやせますか?

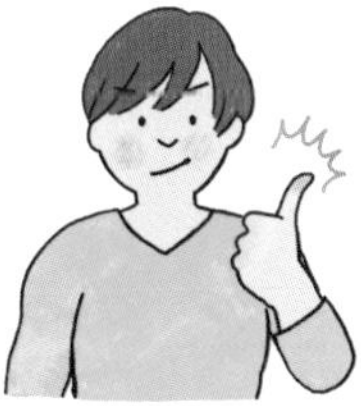

○ もちろん、筋トレや有酸素運動をしたほうが効率はいいのですが、**食生活を見直すことに集中したほうがやせることが大半です**。運動をするにしても、まずは食事から!

神やせ プラン A

6日目・昼
Lunch

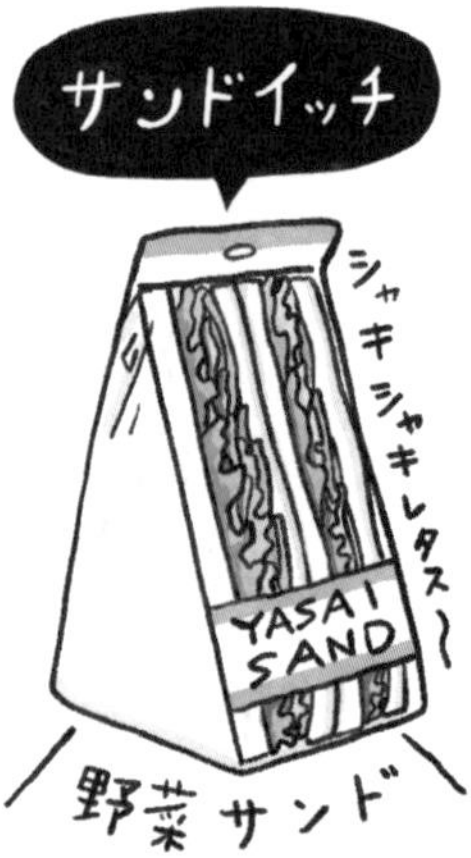
サンドイッチ
シャキシャキレタス~
YASAI SAND
野菜サンド

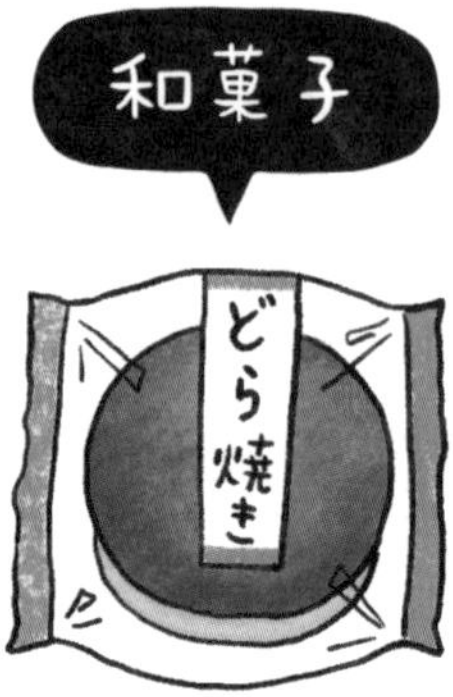
和菓子
どら焼き

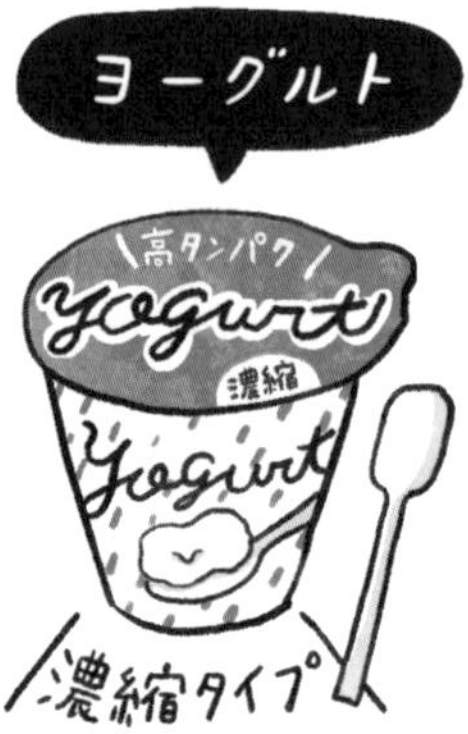
ヨーグルト
高タンパク
yogurt
濃縮
yogurt
濃縮タイプ

TIPS
ダイエット中に甘い和菓子を食べられるのが、プランAのうれしいところ。昼食限定ですが、和菓子はやせる甘味です。

神やせ Q&A

魚の脂はダイエットにいいってホント？

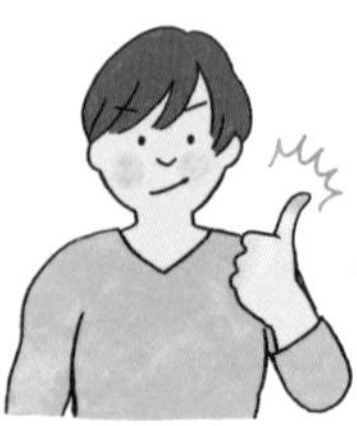

○ 魚の脂、特にサバやイワシなどの青魚には、健康や美容によくダイエット中も必ずとりたい脂が豊富。反対に肉の脂はダイエット中には避けたほうがよく、なるべく減らしたいところ。

神やせ
プラン
A

6日目・夜

Dinner

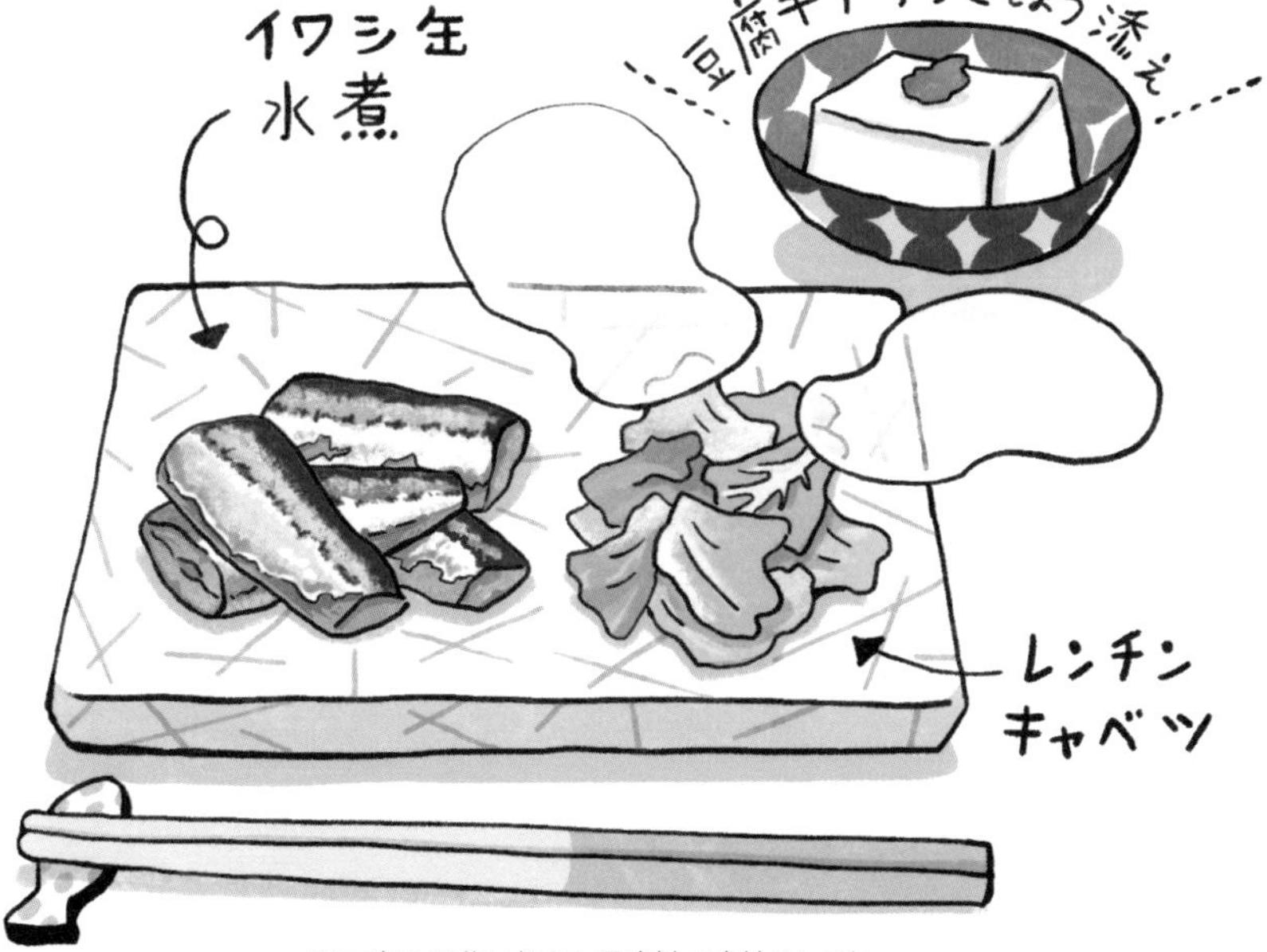

イワシ缶
水煮
豆腐半丁 ゆずこしょう添え
レンチン
キャベツ

※豆腐や野菜は好きな調味料で味付けしてね

神やせ
Q&A

夜の野菜はお腹いっぱい食べてもいいですか？

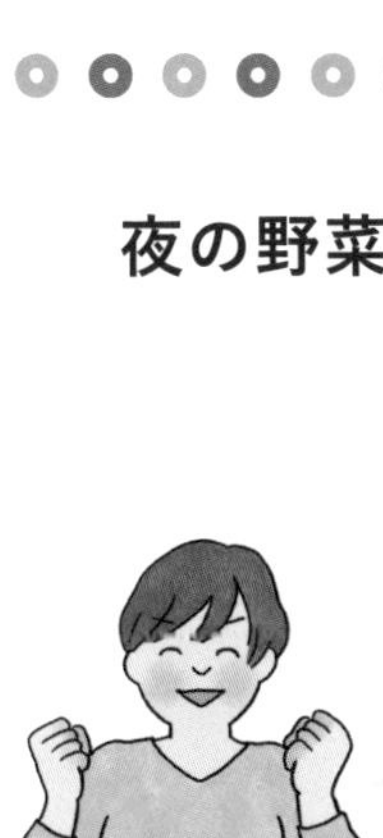

○ もやし、キャベツ、きゅうり、ブロッコリー、玉ねぎは、好きなだけ食べてOK。野菜だけでビタミンやミネラルを十分に摂取するのは難しいですが、かさ増し食材として活用を。

TIPS

豆腐単品では栄養素としてはそこまで強くないのですが、青魚との組み合わせにすることで、非常にバランスのとれた食事に化けます。

7日目・朝

Breakfast

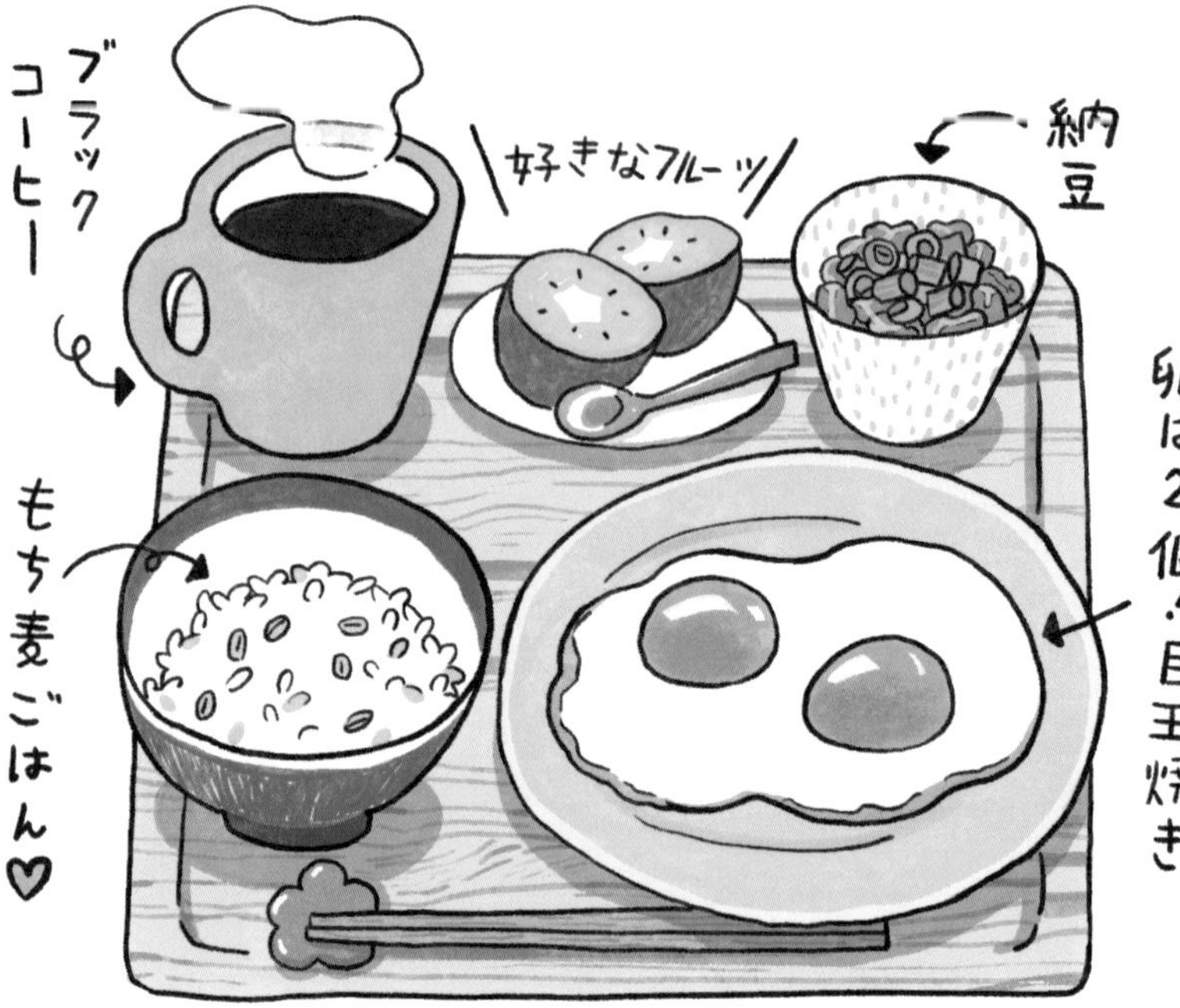

神やせ Q&A

食べるだけでやせる食材ってあるんですか？

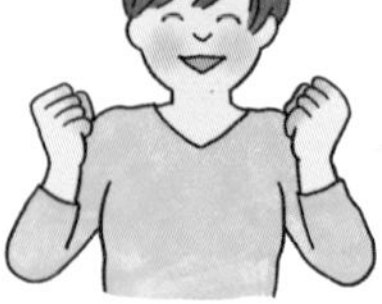

A やせるかはひとつの食材で決まるのではなく1日あるいは1週間のトータルの食事で決まるもの。「神やせプラン」では、トータルの食事の組み合わせで効率よくやせる内容にしています。

TIPS
ただ単に朝食を食べるだけではやせませんが、考えられた朝食を毎日とることで体はどんどんやせ体質に近づいていきます！

TIPS 焼き鳥の代わりにサラダチキンを選ぶときは、たんぱく質が多くなり過ぎることがあるのでヨーグルトは小さめのものを選ぶとバランスがよくなります。

神やせ プラン A

7日目・昼

Lunch

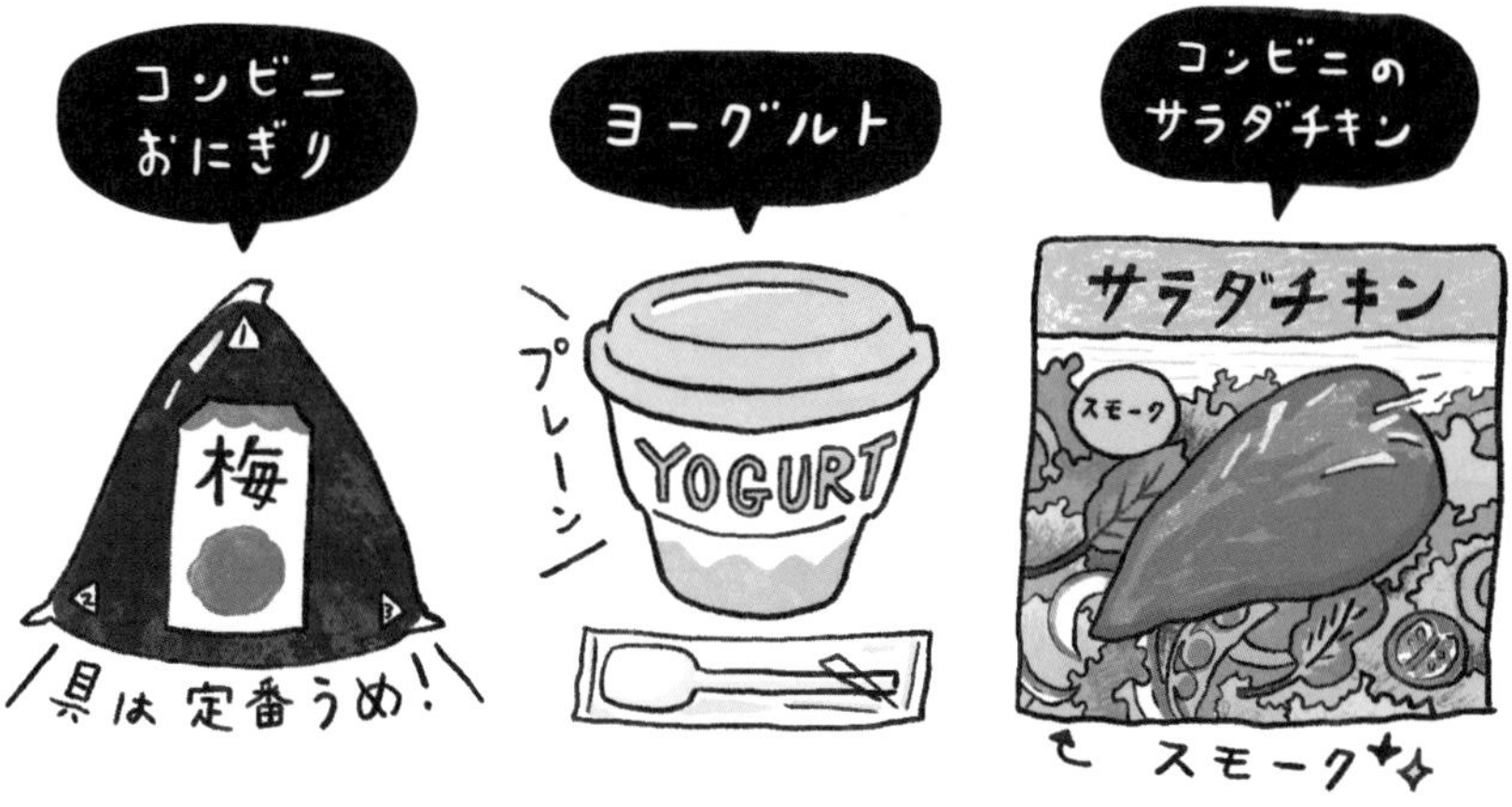

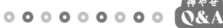

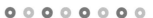

神やせ Q&A

ダイエットでは、脂質を徹底的に抜くのがいい？

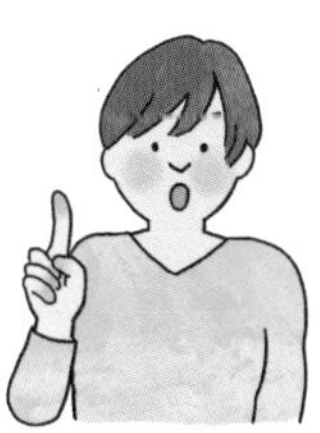

△ 脂質を減らし過ぎると、肌や髪にうるおいがなくなる、ホルモンバランスが崩れるなどのトラブルが……。無駄な脂質は抜き、良質な脂質は適量とって、きれいにやせるのが神やせです。

神やせ
プラン
A

7日目・夜

Dinner

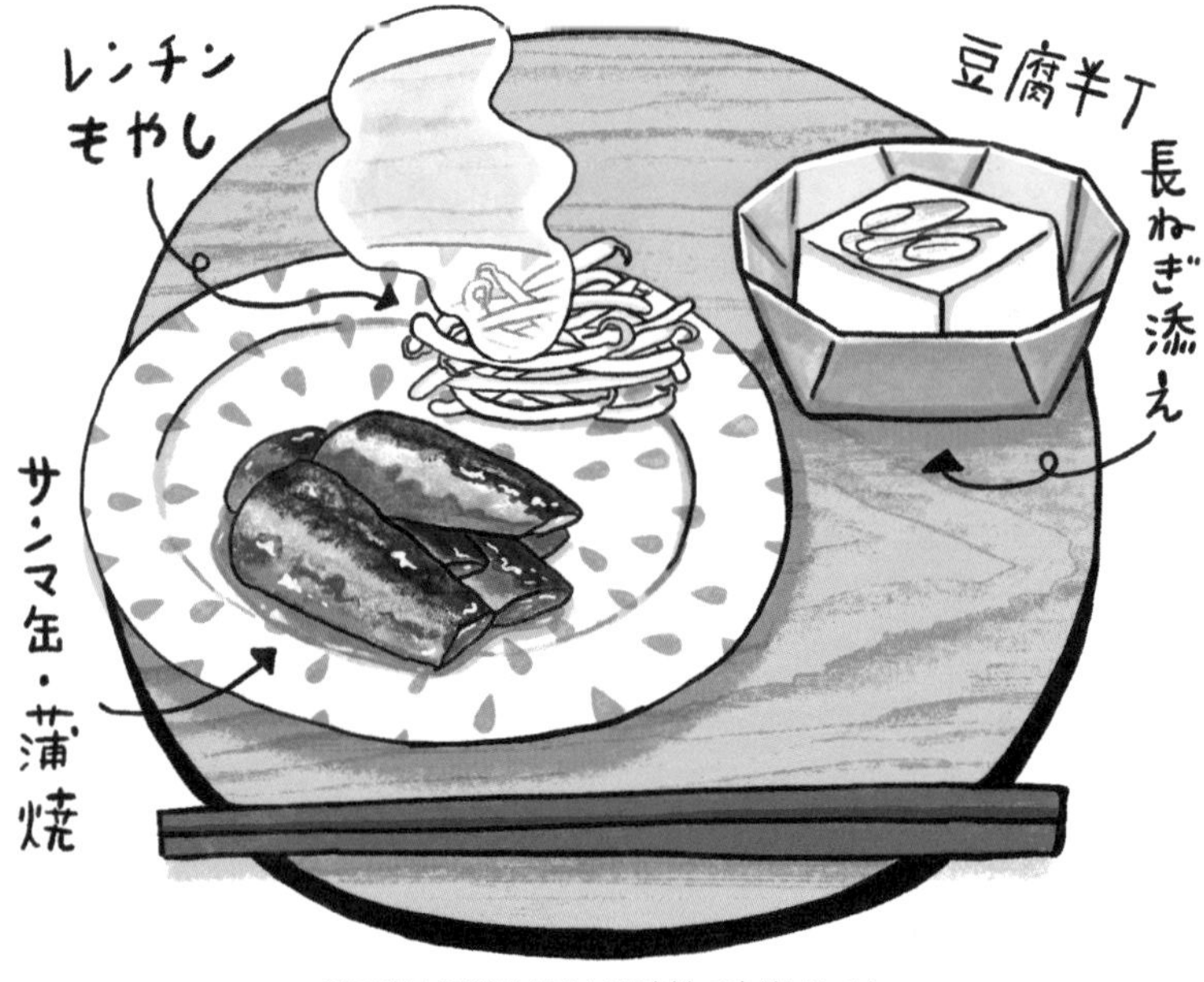

レンチン
もやし
豆腐半丁
長ねぎ添え
サンマ缶・蒲焼

※豆腐や野菜は好きな調味料で味付けしてね

神やせ
Q&A

途中で頭痛や倦怠感が……大丈夫？

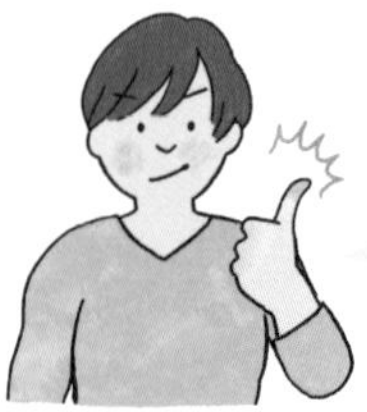

A 「神やせプラン」実践中に、少し頭痛や倦怠感が出てくるのは、体がいい状態に変わっている反応の可能性大。ただ、あまり続くようであれば一度中断するか、医師に相談を。

TIPS
もやしはコスパ・食べた感ともにおすすめの食材。もやしは栄養素がないと避けるのはナンセンス。ダイエットでは取り入れる意味あり！

もっと知りたい!

神やせ

Column 1

昼食は手作りお弁当派という人は……

ごはん＋主菜で肉料理か魚料理さえ入っていればOK!

「神やせプラン」を実践中に、「昼食はコンビニではなく、お弁当を作っていきたい!」という人もいるでしょう。そんなときのお弁当作りのポイントを紹介します。これさえおさえれば、「神やせプラン」を続けられます。

❶お弁当箱の大きさは、一般的な女性用・小判型で一段のものにする

➡いわゆる、曲げわっぱのお弁当箱のイメージです。ごはんやおかずの量を細かく指定すると大変なので、まずはお弁当箱の大きさを決めて、そのなかに入る量にします。

❷お弁当には、必ず、ごはんと、肉料理または魚料理のどちらかを一品入れる

➡ごはんは、白米でOK。肉料理は、豚肉はNG。おすすめは「照り焼きチキン」「鶏のトマトソース煮込み」など。冷凍のつくねなどでもOK！ 魚料理であれば、「焼き鮭」「ししゃも」「ぶり大根」など。「神やせプランA」実践中で、朝食でフルーツを食べていない場合には、お弁当に添えましょう。

お弁当の中身は、ごはんと、肉料理か魚料理を一品。彩りの野菜などを追加してもかまいませんが必須ではないので、忙しい人でも簡単に用意できます!

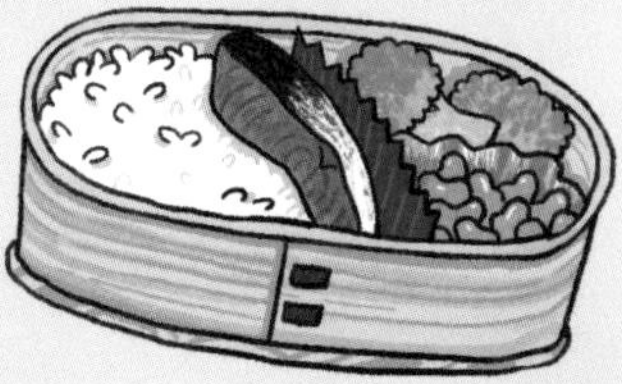

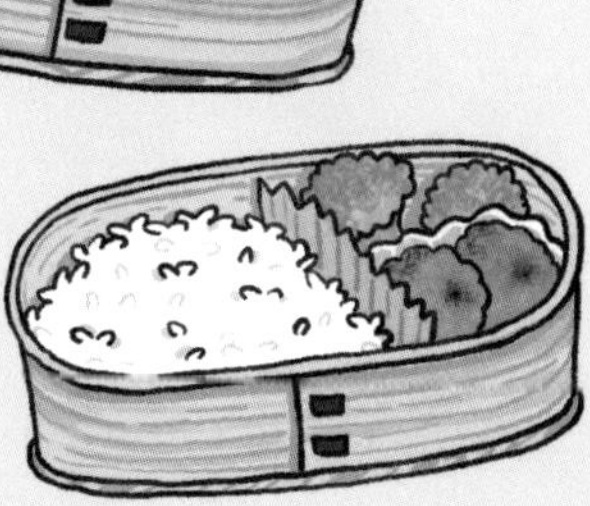

体験Report
神やせ
プランA
やってみました

最近、階段を上るのもおっくうで…重たい体を何とかしたい！

仕事が忙しく、食生活が不規則な私。気がついたら、顔はたるみ、お腹もポッコリと出てきて、駅の階段を上るのがしんどい状態に。このままではダメだと、「神やせプランA」に挑戦しました！

朝食は、もち麦ごはんに、納豆、目玉焼き、フルーツと、ほぼ普通の朝定食。昼食も、コンビニで普段と同じように、おにぎりやサンドイッチを選べばいいので気楽。夕食も、最初は「毎日、魚の缶詰で飽きちゃうかも？」と心配だったけれど、サバやイワシやサンマなど、毎日変

体験したのは…
ライターTさん
(30代前半)

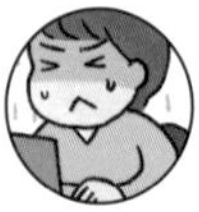

仕事が忙しく、ストレスで食べてばかり。気がついたらぽっちゃりに！

1日目
7日間続くかドキドキ！
朝食が結構しっかりと食べられてうれしい

2日目
いつもよりも何かもの足りない!?
昼食に甘いものが食べられて、ホッとしました

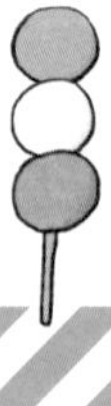

3日目
この食事に慣れてきたかも!?
毎日コンビニに昼食を買いに行くのが楽しみに

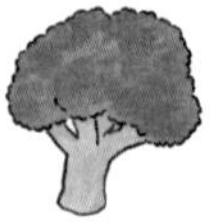

4日目
野菜でかさ増しして満足感！
お腹が空いていたのでブロッコリーを多めに

体が軽くなって、むくみが解消！

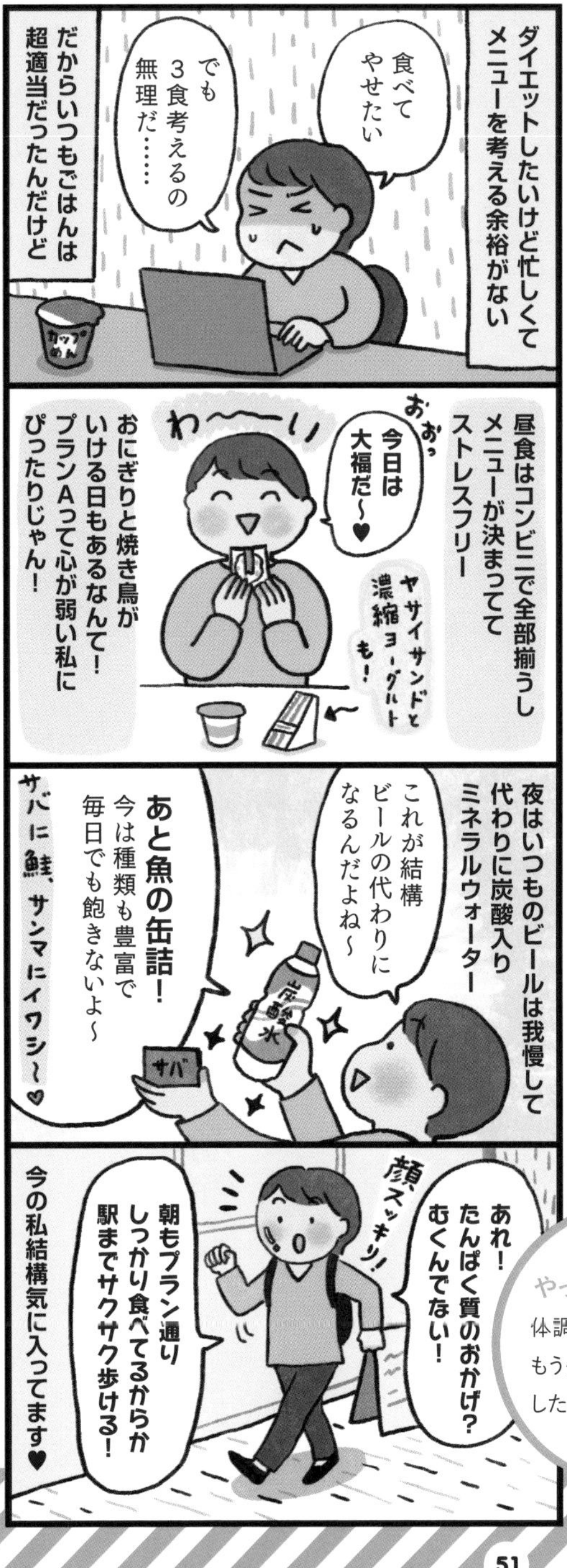
ダイエットしたいけど忙しくてメニューを考える余裕がない
食べてやせたい
でも3食考えるの無理だ……
だからいつもごはんは超適当だったんだけど
カップめん
昼食はコンビニで全部揃うしメニューが決まっててストレスフリー
おおっ
今日は大福だ～♥
わ～～い
ヤサイサンドと濃縮ヨーグルトも！
おにぎりと焼き鳥がいける日もあるなんて！プランAって心が弱い私にぴったりじゃん！
夜はいつものビールは我慢して代わりに炭酸入りミネラルウォーター
これが結構ビールの代わりになるんだよね～
炭酸水
あと魚の缶詰！今は種類も豊富で毎日でも飽きないよ～
サバ
サバに鮭、サンマにイワシ～♥
あれ！たんぱく質のおかげ？むくんでない！
顔スッキリ！
朝もプラン通りしっかり食べてるからか駅までサクサク歩ける！
今の私結構気に入ってます♥

わるので大丈夫でした。

この7日間は、ダイエット合宿だと思って、メニュー通りにがんばってみました！ その結果、朝の目覚めがとてもよくなり、顔もちょっとすっきりした感じに。体も、1週間前より軽くなった気がします。

5日目

久しぶりのフライに感激！

ランチで食べた鶏のささみフライが美味しい

6日目

お腹の調子が整ってきたかも!?

いつも便がゆるかったのに、普通の感じに

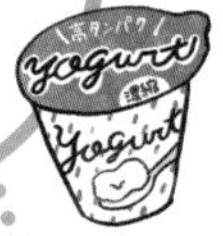

7日目

やった！7日間完走

体調がよくなってきて、もう少し続けたくなりました！

短期間で
絶対に
結果を出したい
アナタに……

1週間の献立

1日目

朝

- オートミールでふりかけごはんorオートミールのおじや風
- プロテイン
- キウイ　●納豆
- ブラックコーヒー

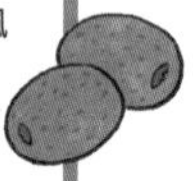

昼

- コンビニおにぎり・鮭
- サラダチキン・プレーン
- 野菜ジュース

夜

- サバのトマトカレー煮
- 豆腐半丁(レモン汁添え)
- ブロッコリースプラウト

2日目

朝

- 玄米ごはん風？ ポリポリ納豆丼
- プロテイン
- パイナップル
- ブラックコーヒー

昼

- コンビニおにぎり・おかか
- サラダチキン・ハーブ
- 野菜ジュース

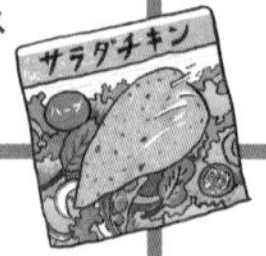

夜

- ピリ辛ごま焼き
- 豆腐半丁（みょうが添え）
- ブロッコリースプラウト

3日目

朝

- オートミールでチゲ風雑炊
- プロテイン
- キウイ
- ブラックコーヒー

昼

- コンビニおにぎり・鶏五目
- サラダチキン・スモーク
- 野菜ジュース

夜

- サバのアヒージョ風
- 豆腐半丁（しょうが添え）
- ブロッコリースプラウト

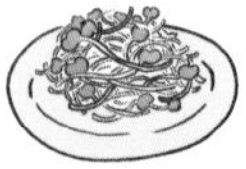

毎日

間食

- 無調整豆乳

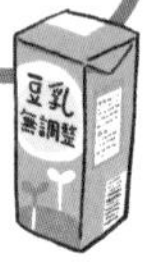

神やせ プランB

「神やせプランB」は、
「1週間後に同窓会があるので、少しでも以前のスリムな体型を取り戻したい」
「きれいにやせて自分に自信を持って大事な仕事にのぞみたい！」など、
何が何でも1週間で結果を出したい人向けです。

4日目

朝

- しらすと大葉のおやき
- プロテイン
- パイナップル
- 納豆
- ブラックコーヒー

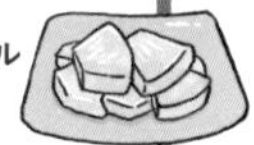

昼

- コンビニおにぎり・玄米 or もち麦入り
- サラダチキン・ほぐしタイプ
- 野菜ジュース

夜

- サバののり巻き
- 豆腐半丁（わさび添え）
- ブロッコリースプラウト

5日目

朝

- メープルきなこヨーグルト
- プロテイン
- キウイ
- ブラックコーヒー

昼

- コンビニおにぎり・鮭
- サラダチキン・レモン
- 野菜ジュース

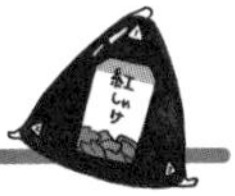

夜

- サバとゴロゴロトマトの和え麺
- 豆腐半丁（大葉添え）
- ブロッコリースプラウト

6日目

朝

- オートミールでひじきしょうがごはん
- プロテイン
- パイナップル
- 納豆
- ブラックコーヒー

昼

- コンビニおにぎり・おかか
- サラダチキン・梅しそ
- 野菜ジュース

夜

- サバのさっぱり薬味のせ
- 豆腐半丁（長ねぎ添え）

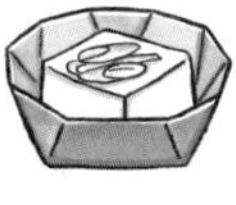

7日目

朝

- オートミールできのこたっぷりみそ雑炊
- プロテイン
- キウイ
- 納豆
- ブラックコーヒー

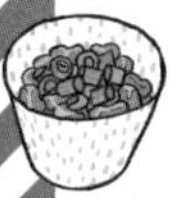

昼

- コンビニおにぎり・鶏五目
- サラダチキン・ガーリックペッパー
- 野菜ジュース

夜

- にんにく香るブロッコリーとまいたけのサバ炒め
- 豆腐半丁（かつおぶし添え）
- ブロッコリースプラウト

1日目

同じものを同じタイミングで！その食べ方こそ、体を変える！

毎日ほとんど同じものを、できるだけ同じ時間に食べる。それが短期ダイエット成功のコツ。実際にやってみると、毎回メニューを考えなくていいので、とってもラク。同じものを同じタイミングで食べているうちに、体がそのリズムに自然と慣れてきて、無理なく美ボディに。

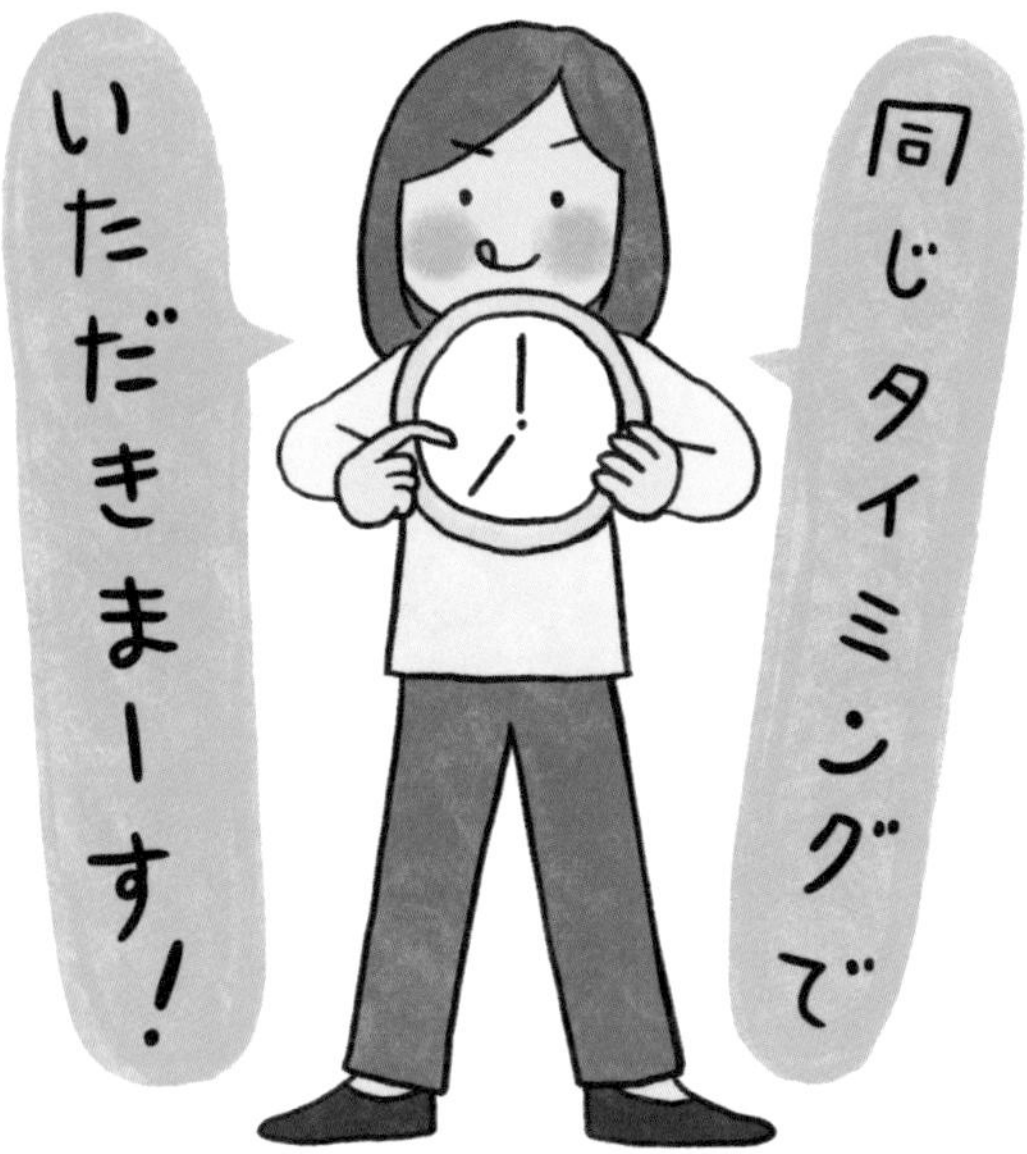
同じタイミングで
いただきまーす！

TIPS
オートミール初体験の方にも簡単に作れて食べやすいアレンジレシピです。ふりかけや、スープの素を変えるだけで、いろいろな味が楽しめます。

神やせ プラン B

1日目・朝
Breakfast

Side Menu

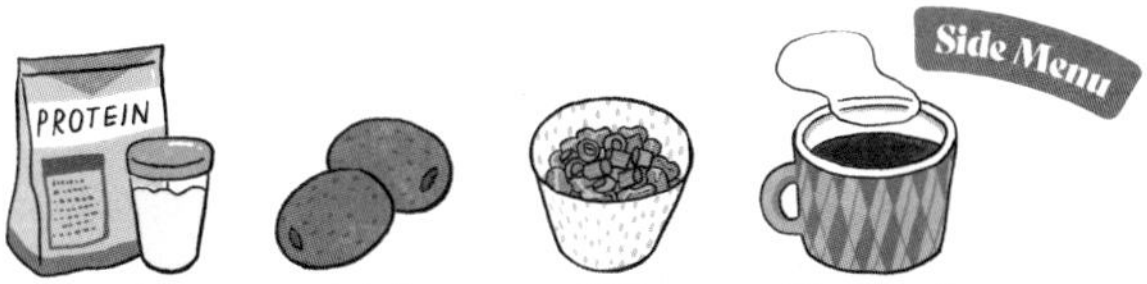

プロテイン　キウイ　納豆　ブラックコーヒー

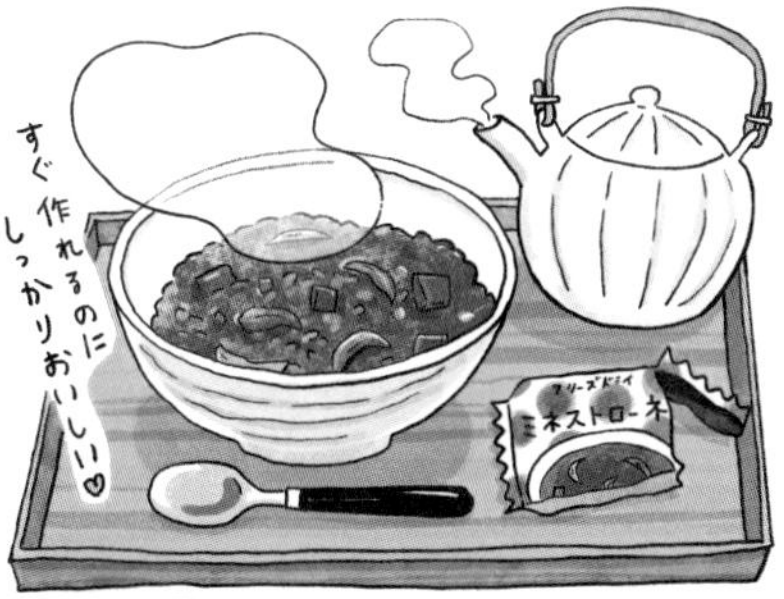
すぐ作れるのに
しっかりおいしい♡
フリーズドライ
ミネストローネ

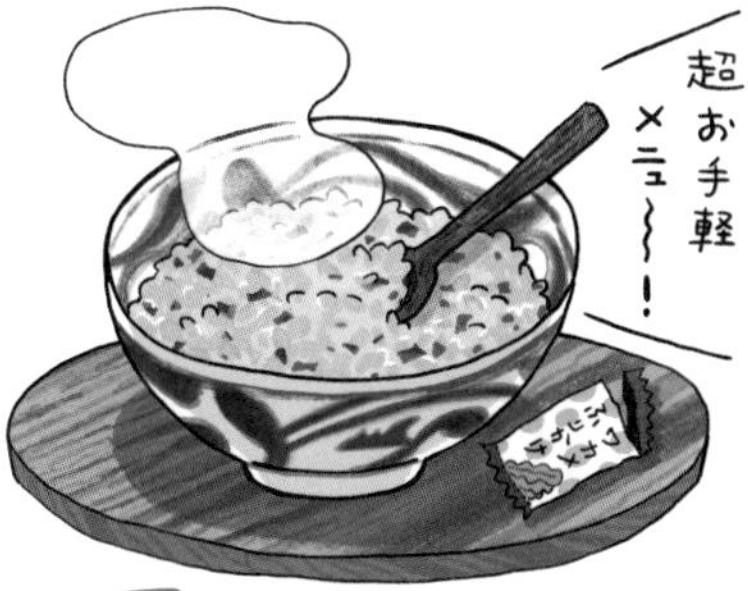
超お手軽
メニュ〜〜！

Main Menu
オートミールのおじや風

材料

オートミール …… 40g
水 …… 100㎖
フリーズドライのスープの素 …… 1個

作り方

❶ 深めの耐熱容器に**オートミール**と**水**を入れ（オートミールに水がまんべんなくかぶるように）、電子レンジ（600W）で1分加熱する。
❷ **フリーズドライのスープの素**を❶にのせ、熱湯をかけて（熱湯の量はスープの素に書かれている量を参考に）混ぜる。

or

Main Menu
オートミールでふりかけごはん

材料

オートミール …… 40g
水 …… 80㎖
好きなふりかけ …… 適量

作り方

❶ 耐熱皿に**オートミール**と**水**を入れ（オートミールに水がまんべんなくかぶるように）、電子レンジ（600W）で1分加熱する。
❷ **好きなふりかけ**をかける。

オートミールはちょい足しアレンジで楽しみながら

オートミールには「味付けなし」と「味付けあり」があります。アレンジレシピのように好きな味付けにして食べるときには「味付けなし」を。でも僕は、甘い味付けが大好きで「メープルブラウンシュガー」をよく食べます。

神やせ
プラン
B

TIPS

昼食のおにぎりは、鮭、おかか、鶏五目、もち麦 or 玄米入りの4種類から毎日1つを選びます。その日、お店にあるもので大丈夫です。

1日目・昼

Lunch

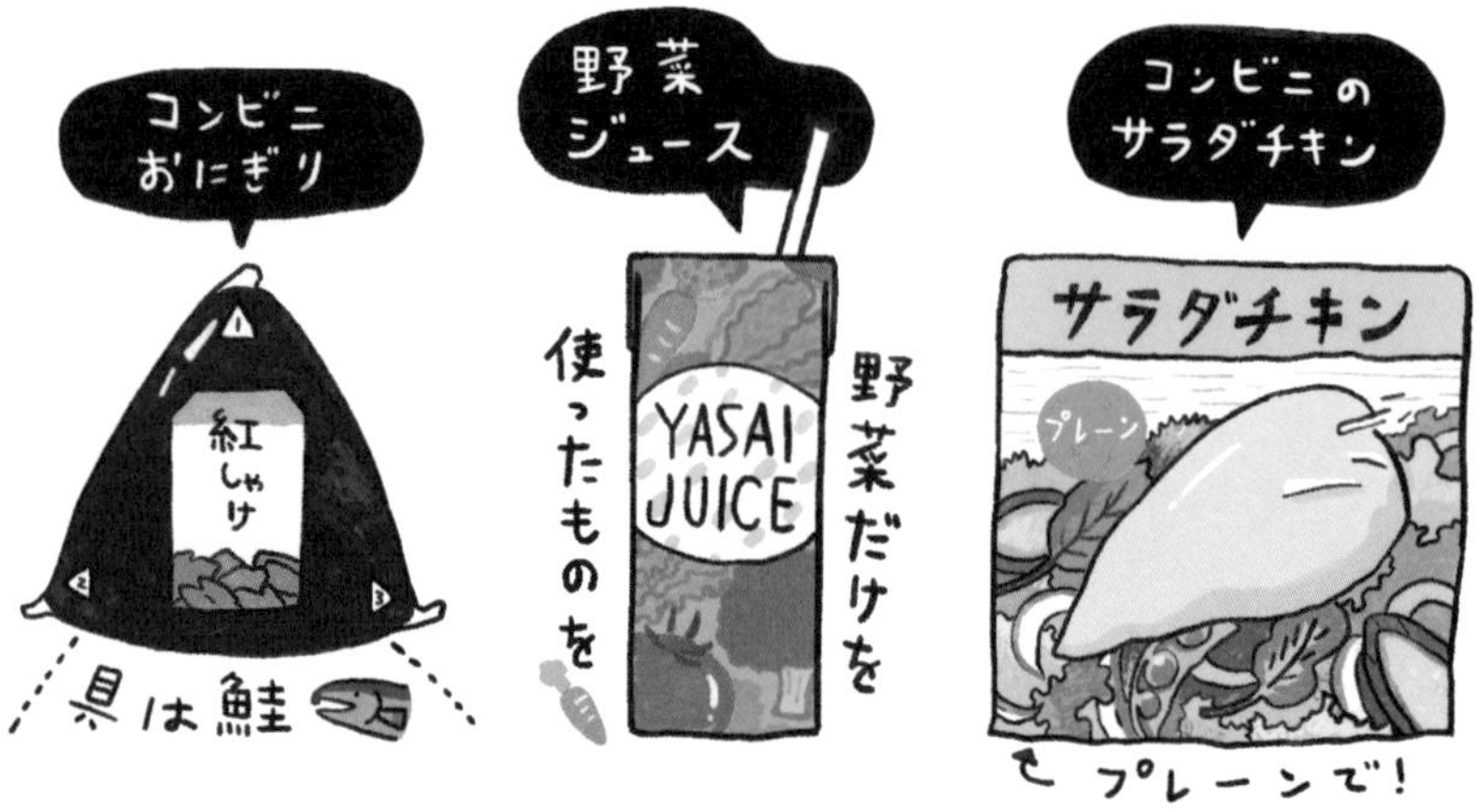

コンビニおにぎり
紅しゃけ
具は鮭
野菜ジュース
YASAI JUICE
野菜だけを使ったものを
コンビニのサラダチキン
サラダチキン
プレーン
をプレーンで!

間食

Snack

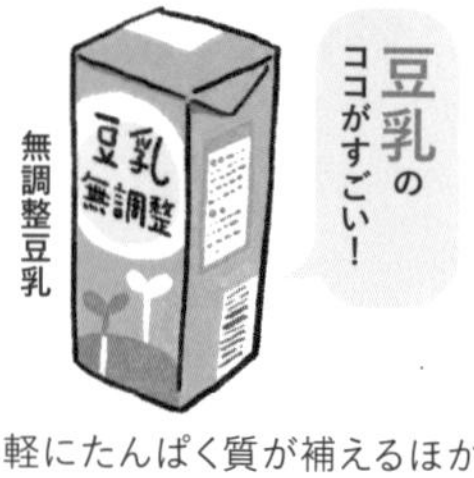

豆乳無調整
無調整豆乳
豆乳のココがすごい!

手軽にたんぱく質が補えるほか、女性の健康や美容に重要な大豆イソフラボンも摂取できる優秀食品。効果が激減しないよう、必ず無調整を選んで。

神やせ
Column

たんぱく質が不足すると、むくみやすくなる!?

血液中のたんぱく質「アルブミン」には、血管内と外の水分量を調整する働きがあります。そのため、たんぱく質が不足すると、むくみを誘発。筋肉のためだけでなく、むくみ予防にもたんぱく質は重要。「神やせプラン」なら、むくみ対策に必要なたんぱく質量が確実にとれます。

1日目・夜

Dinner

Side Menu

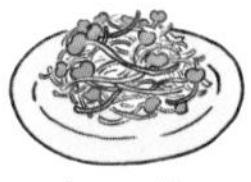

ブロッコリー
スプラウト

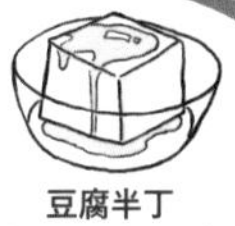

豆腐半丁
（レモン汁添え）

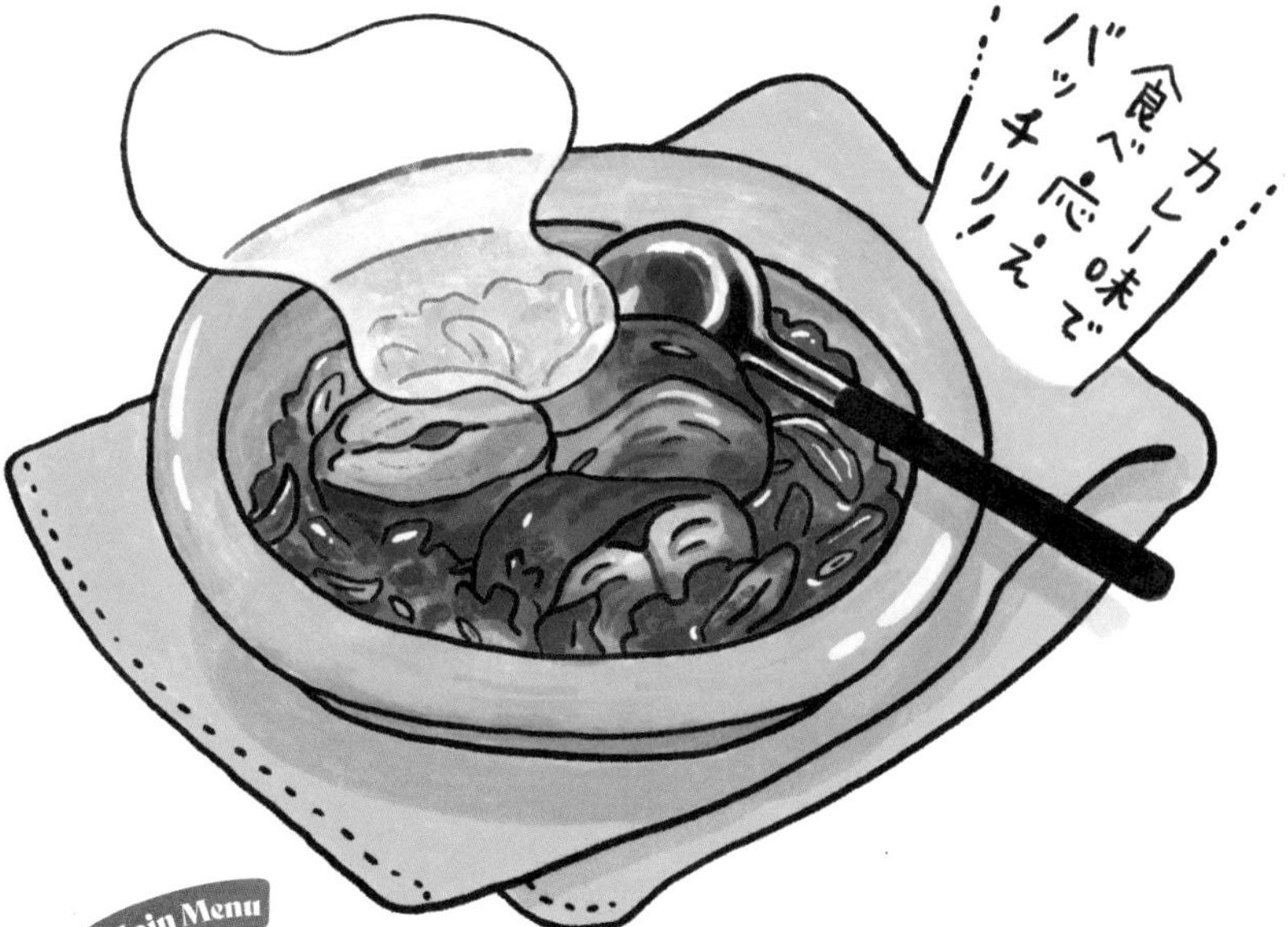

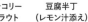

Main Menu

サバのトマトカレー煮

材料

サバ缶（水煮） …… 100g
サバ缶の汁 …… 大さじ1
玉ねぎ …… 20g
トマト缶 …… 60g
カレー粉 …… 小さじ1
オリーブオイル …… 少々

作り方

❶ **玉ねぎ**はみじん切りにする。
❷ フライパンに**オリーブオイル**を薄く塗り、玉ねぎを弱火で炒める。
❸ 玉ねぎがしんなりしたら、**サバ**、**サバ缶の汁**、**トマト缶**、**カレー粉**を加え、時々かき混ぜながら弱火で2〜3分程度煮る。

サバとカレーのマリアージュ！

サバとカレー粉の相性が抜群！ サバに、玉ねぎ、トマトを加えて煮込むのでボリュームが出て、見ても食べても満足感たっぷり。煮込むときには弱火でゆっくりと、焦がさないように注意しましょう。

TIPS

「サバのトマトカレー煮」で使ったトマト缶の残りがもったいないという人は、トマト缶1缶分で作り、冷凍用保存袋に入れ空気を抜いて冷凍保存を。

2日目

お腹が空いて寝られない それも2日目までのガマン

間食や外食が習慣になっていた人が、「神やせプラン」を始めると、最初は体が「何でいつものようにお菓子を食べてくれないんだ！　もっとたくさん食べてくれ！」と抵抗し、空腹感で寝られないことも。

でも次第に体があきらめ、空腹感を感じることが減ってきます。

最初の2日間は根性を出すべし！

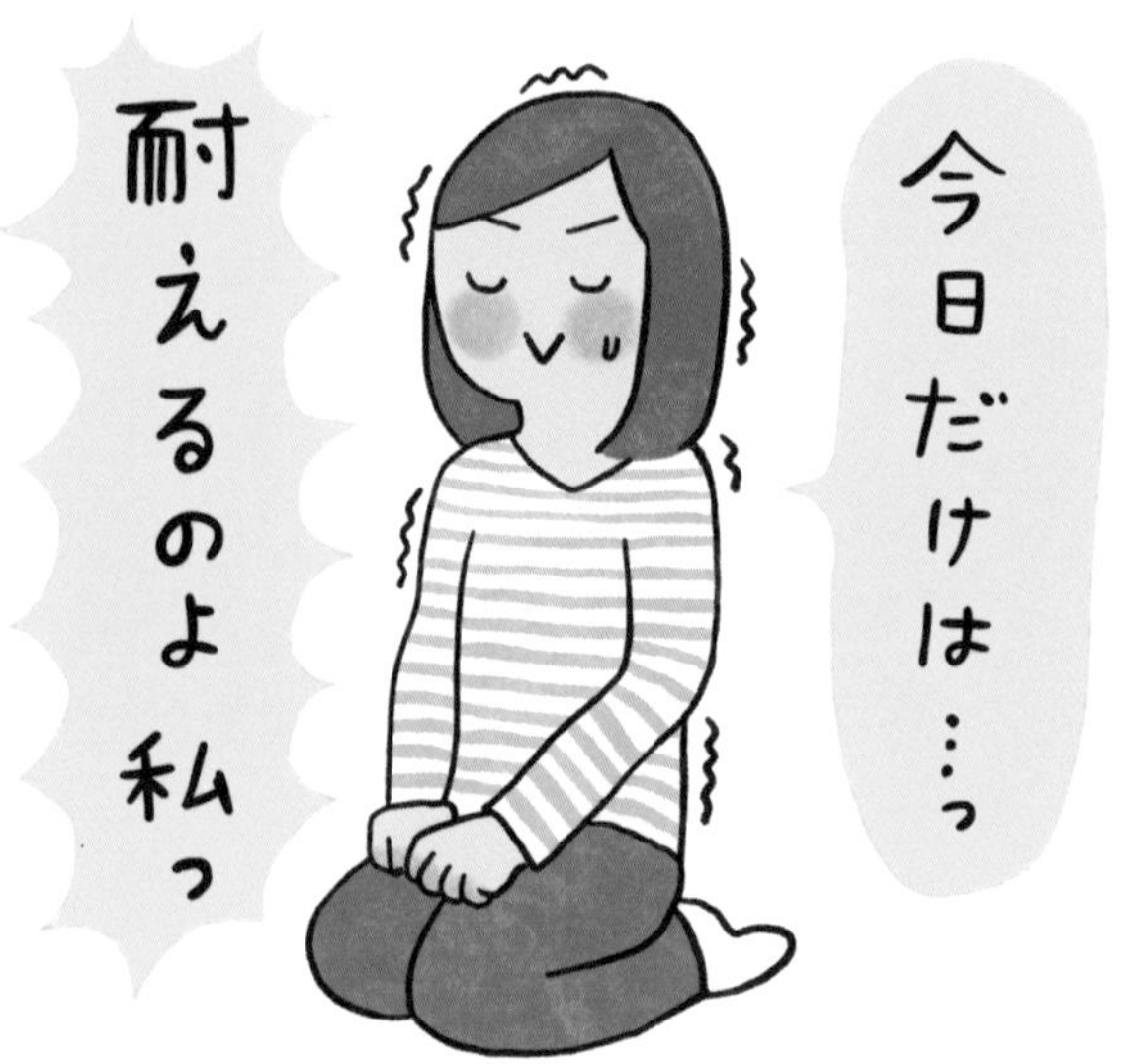
今日だけは…っ
耐えるのよ 私っ

TIPS

切り干し大根を水洗いする際の水分で戻すことで時短になり、柔らか過ぎないポリポリ食感に。キッチンバサミで切ってOK！

神やせ プラン B

2日目・朝

Breakfast

Side Menu

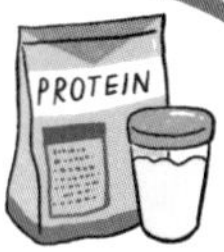

プロテイン

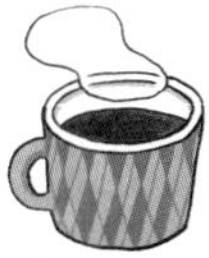

ブラックコーヒー

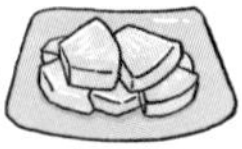

パイナップル

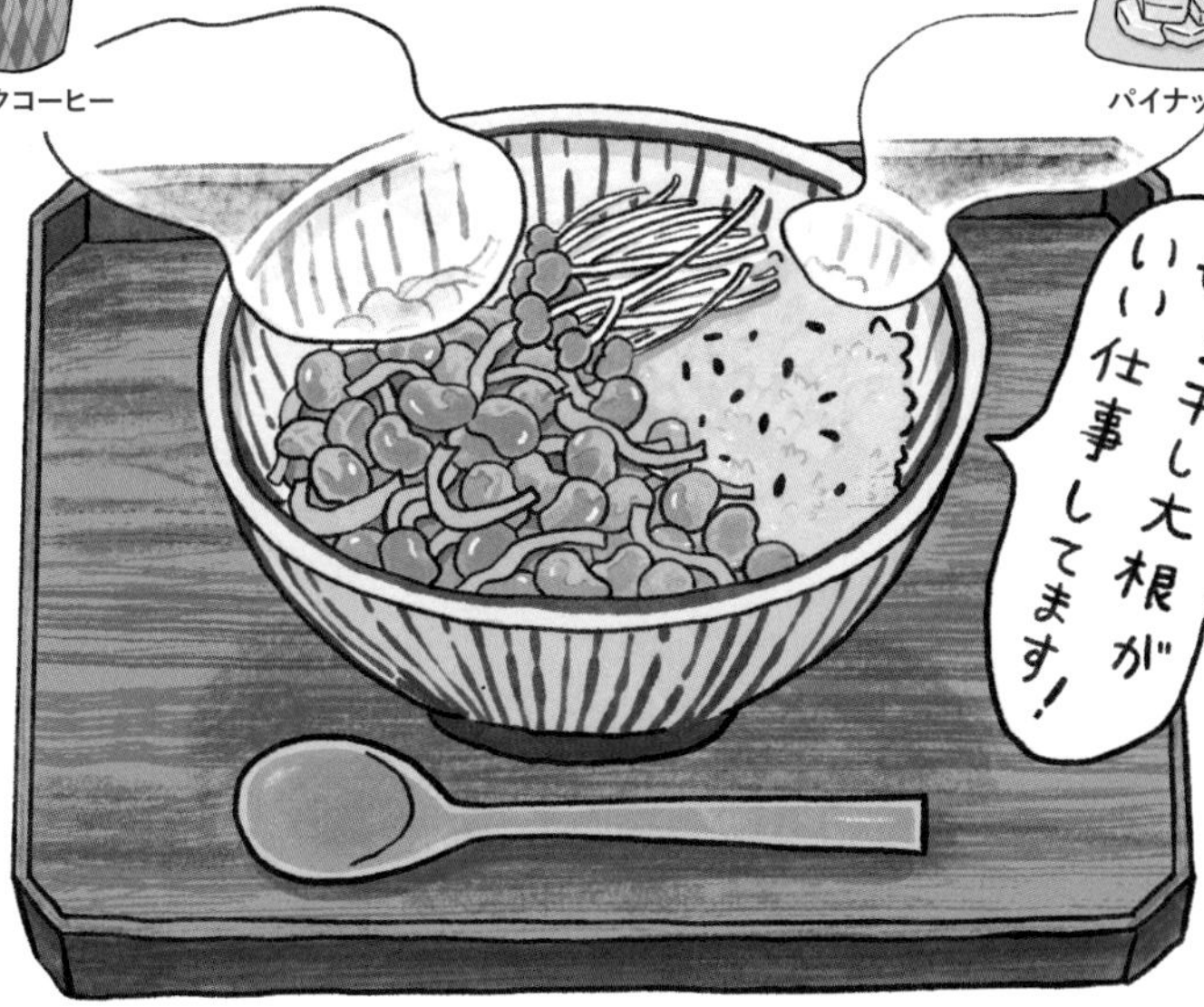
切り干し大根がいい仕事してます！

Main Menu

玄米ごはん風？ポリポリ納豆丼

材料

オートミール …… 40g

水 …… 80㎖

納豆 …… 1パック

切り干し大根 …… 3g

黒ごま

…… 小さじ1/2

ブロッコリースプラウト

…… 5g

作り方

❶ **切り干し大根**は、流水でもみ洗いしてザルにあげておく。**ブロッコリースプラウト**は、根元を切る。

❷ 深めの耐熱皿に**オートミール**と**水**を入れ（オートミールに水がまんべんなくかぶるように）、電子レンジ（600W）で1分加熱する。

❸ ❶の切り干し大根を包丁で刻み、**納豆**と混ぜ合わせる。

❹ ❷のオートミールに**黒ごま**をふりかけ、❶のブロッコリースプラウト、❸を盛り付ける。

納豆をオートミールと一緒に美味しく食べられる！

ネバネバの納豆と、シャキシャキ食感の切り干し大根の組み合わせがクセになる味！ オートミールがすすみます。朝は多少の塩分はOKなので、納豆のタレを入れても大丈夫です。

神やせ
プランB

2日目・昼

Lunch

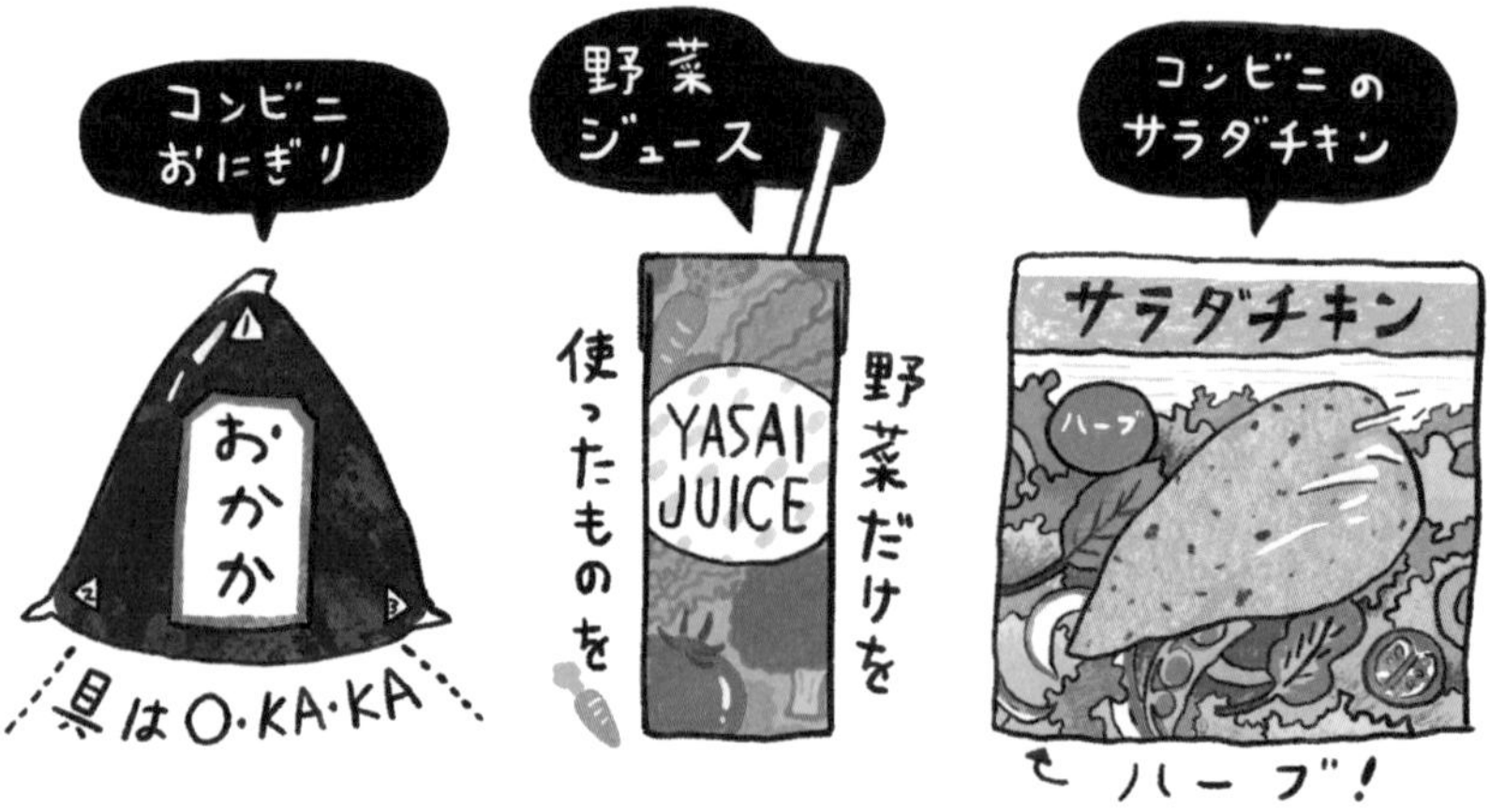
コンビニ
おにぎり
おかか
具はO・KA・KA
野菜
ジュース
YASAI
JUICE
野菜だけを
使ったものを
コンビニの
サラダチキン
サラダチキン
ハーブ
ハーブ!

TIPS サラダチキンはどれを食べてもダイエット効果はほぼ変わらないので、安心して好きな味を選んで。

間食

Snack

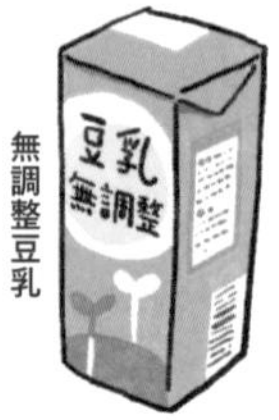
無調整豆乳
豆乳
無調整

神やせ

Column

肉を食べ過ぎると便秘になる!?

たんぱく質が体にいいからと、肉や魚ばかりの食事を続けていると、便秘や体臭がくさくなることも。理由は、分解しきれなかったたんぱく質が大腸内で腐敗してしまうため。「神やせプラン」はバランスのよい食事+腸内環境にも配慮した献立になっているので安心です。

「神やせプラン」で腸内環境を改善して、肌もきれいに!

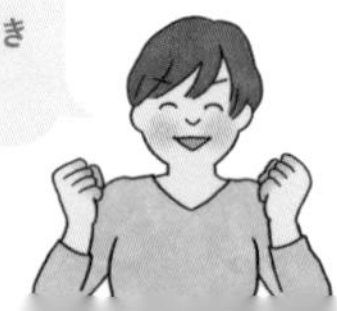

TIPS

「ピリ辛ごま焼き」は、ごまの香りと食感がよくて、サバの水煮缶が苦手という方にもぜひ試してほしいメニューです。

神やせ プラン B

2日目・夜

Dinner

Side Menu

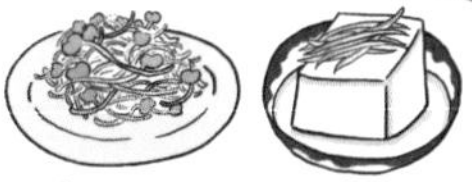

ブロッコリースプラウト

豆腐半丁（みょうが添え）

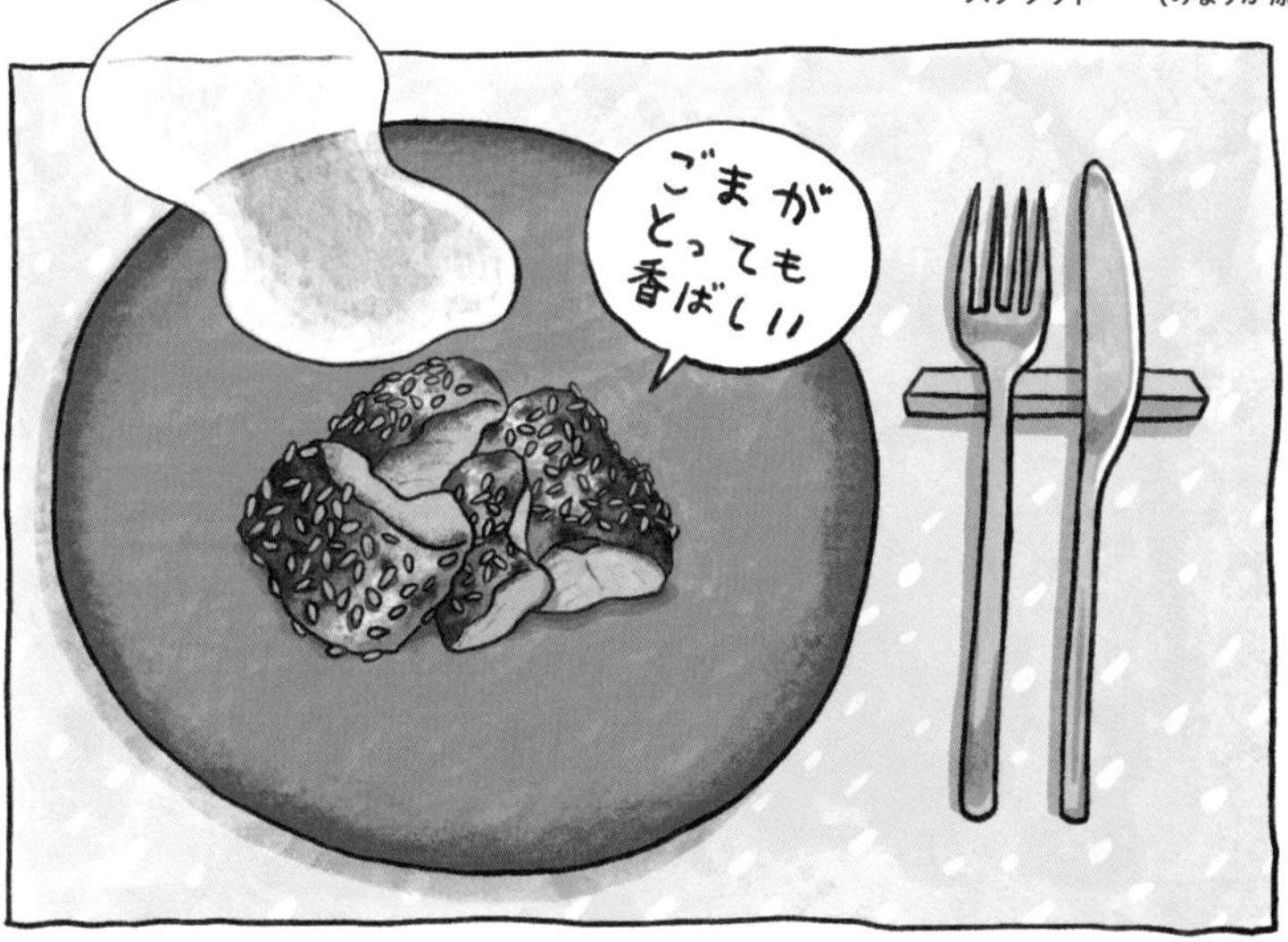
ごまが
とっても
香ばしい!!

Main Menu

ピリ辛ごま焼き

材料

サバ缶（水煮） …… 100g

白ごま …… 小さじ1

七味唐辛子 …… 0.5g

オリーブオイル …… 少々

作り方

❶ **サバ**は、ひと口大にほぐし、キッチンペーパーで水気をふき取る。

❷ バットに**白ごま**、**七味唐辛子**をしき、❶のサバにまんべんなくつける。

❸ フライパンに**オリーブオイル**を薄く塗り、❷のサバをこんがりするまで焼く。

ごまを衣にして香ばしく！

衣のようにたっぷりとつけたごまが香ばしく、外はカリッと、中はジューシーな仕上がりに。サバ缶の味付けだけですが、七味唐辛子のピリッとした感じが味を引き締めてくれます。

3日目

3日間続けられたら神やせ成功、間違いなし!

厳しめの「神やせプランB」を3日目まで続けられたアナタ、
とってもえらい!
ツライ2日間を乗り越えてここまで来れたなら
7日間完走は間違いありません!
それでも誘惑に負けそうになったときには、
7日間終わったときに、きれいにやせた自分をイメージして!

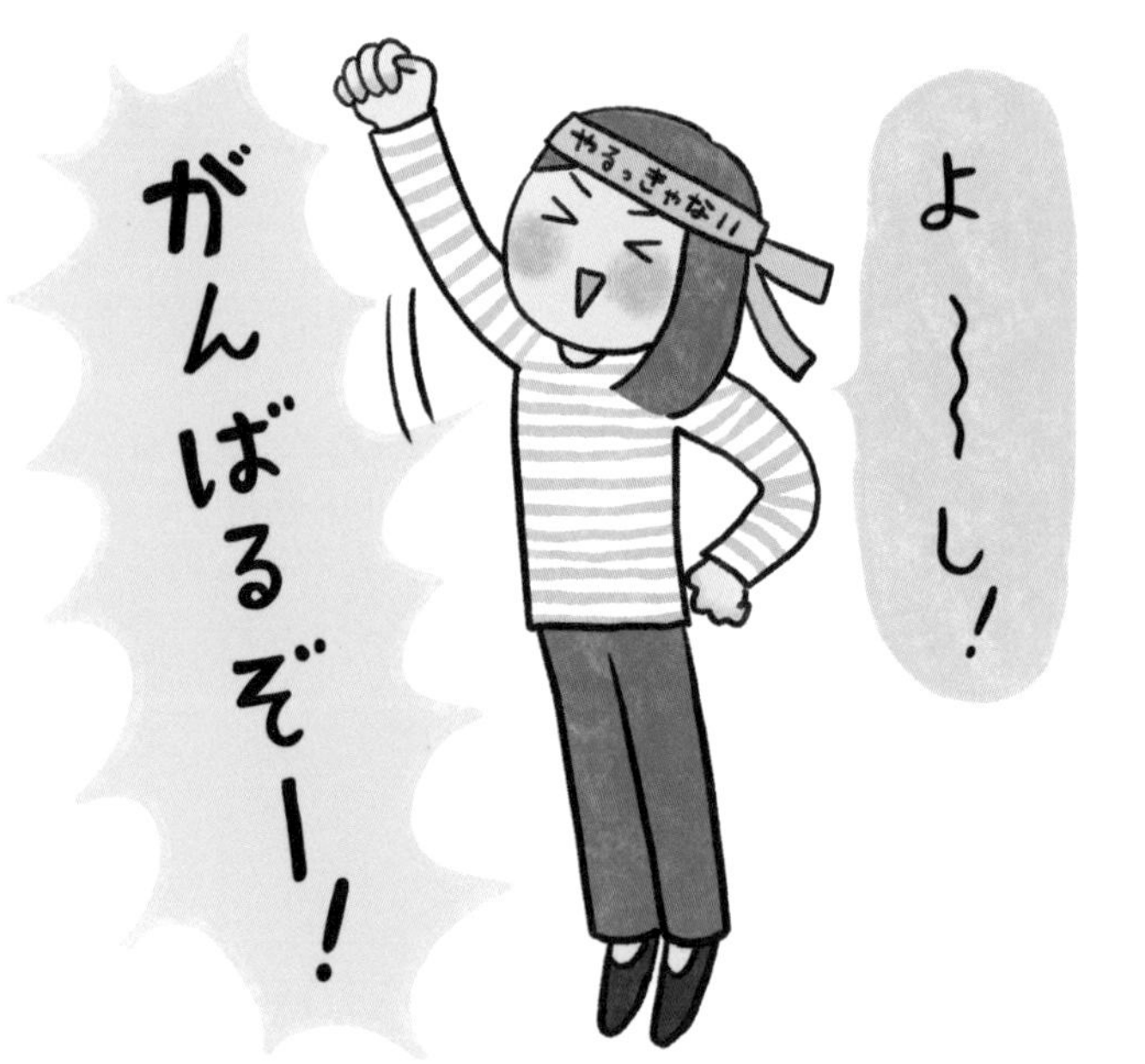

TIPS

キムチには実は発酵食品ではない商品も存在するので、裏面の表示をしっかり確認してみて！

神やせ プラン B

3日目・朝

Breakfast

Side Menu

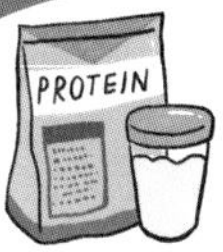
PROTEIN
プロテイン

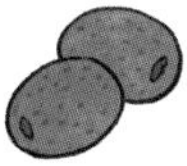
キウイ

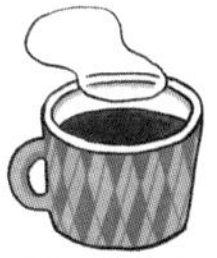
ブラックコーヒー

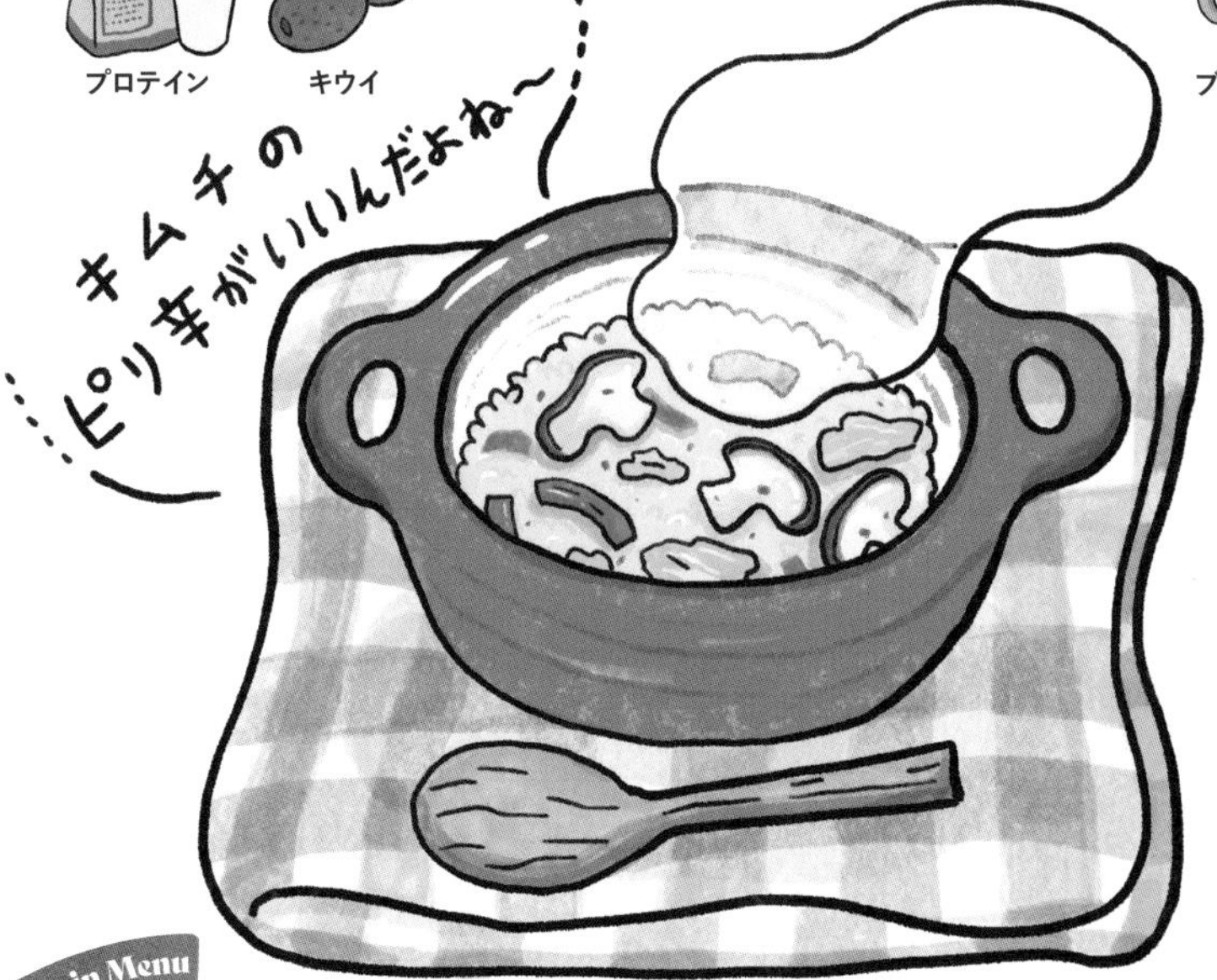
キムチの
ピリ辛がいいんだよね～

Main Menu

オートミールでチゲ風雑炊

材料

オートミール …… 40g
水 …… 200㎖
キムチ …… 50g
ニラ …… 5g
しいたけ …… 中1個
鶏がらスープの素 …… 2g
みそ …… 小さじ1(6g)

作り方

❶ **ニラ**は3～4㎝幅に切る。**しいたけ**は石づきを切り落とし、薄切りにする。
❷ 鍋にすべての材料を入れ、焦げないように時々かき混ぜながら、ふつふつとするまで加熱する。しいたけに火が通ったら完成。

キムチとオートミールの組み合わせで体ポカポカ！

納豆と同じく腸内環境を整える発酵食品のキムチが、オートミールのクセを消してくれて、とっても食べやすいメニュー。朝からポカポカと体が温まり、すっきりと目覚められます。

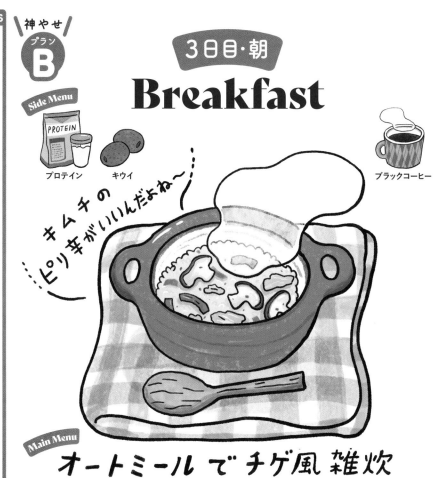

3日目・昼
Lunch

神やせ
プラン
B

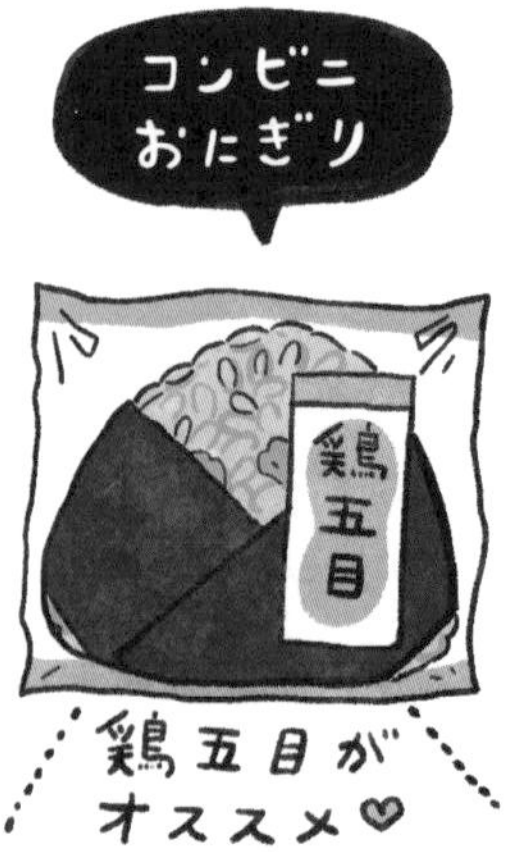

コンビニ
おにぎり
鶏五目
鶏五目が
オススメ

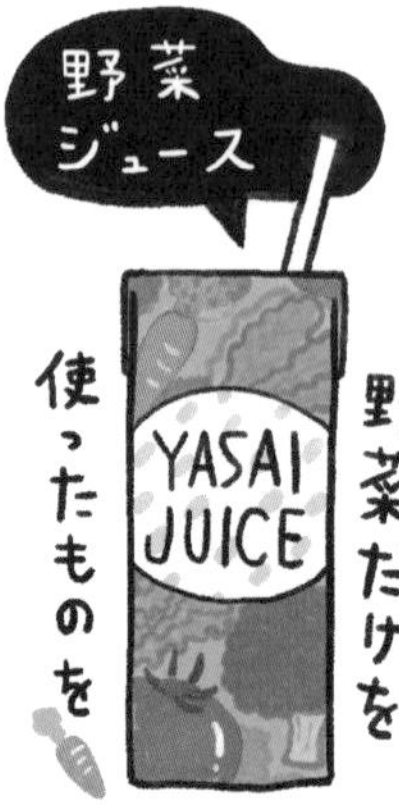

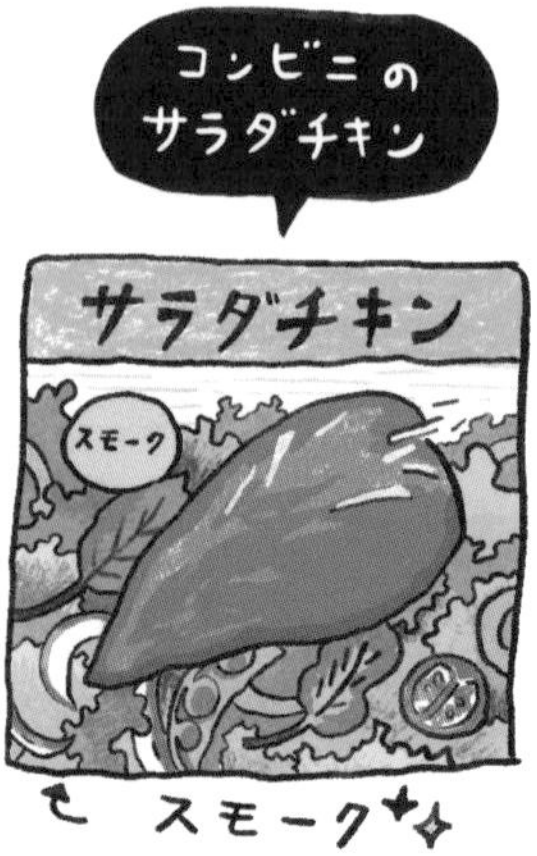

コンビニの
サラダチキン
サラダチキン
スモーク
スモーク

間食
Snack

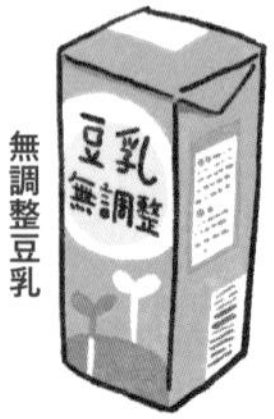

神やせ
Column

たんぱく質20gって どのくらい？

たんぱく質不足もとり過ぎもNG！ おすすめは、1食あたり20〜30g。でも、20gってどのくらい？ そんな人は、サラダチキンの食品成分表を見ましょう。1パックでたんぱく質が20〜25g。「このくらいの大きさでたんぱく質は20g」という感覚がわかるように。

TIPS
野菜ジュースは栄養があまりないのでは？ と思われがちですが、実は野菜を食べるよりもしっかり栄養をとることができます。

TIPS

サバのアヒージョ風をメインに、豆腐半丁とブロッコリースプラウトを添えて。ブロッコリースプラウトは好きなだけ食べてOKです。

神やせ プラン B

3日目・夜

Dinner

Side Menu

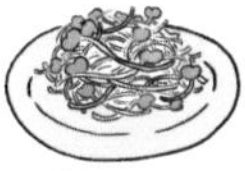

ブロッコリー
スプラウト

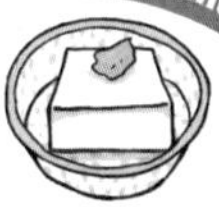

豆腐半丁
（しょうが添え）

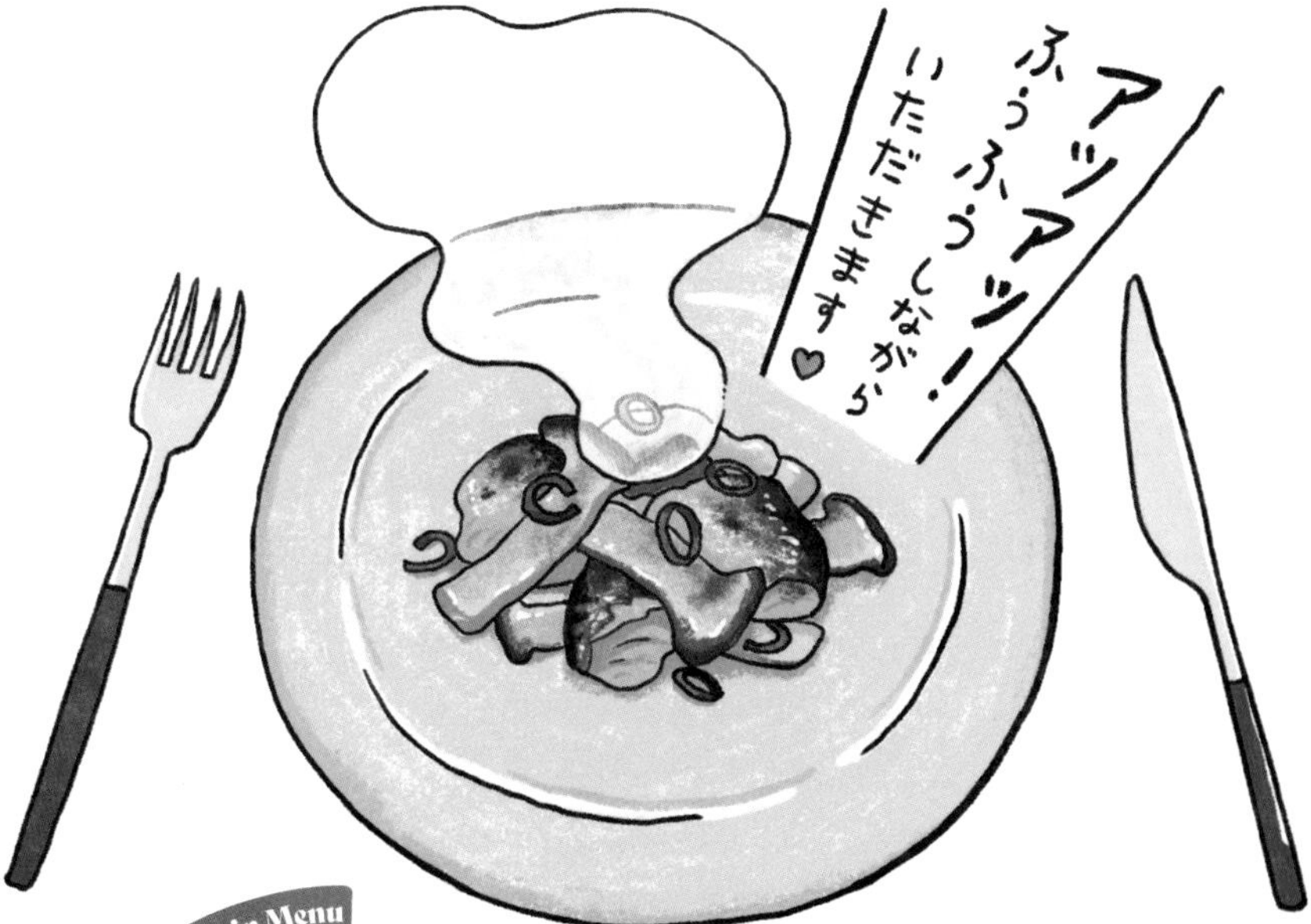
アツアツ！
ふうふうしながら
いただきます♡

Main Menu

サバのアヒージョ風

材料

サバ缶（水煮） …… 100g
エリンギ …… 15g
にんにく …… 2g
輪切り唐辛子 …… 0.5g
オリーブオイル
…… 小さじ1/2（2g）

作り方

❶ **にんにく**はみじん切りに、**エリンギ**は食べやすい大きさに切る。

❷ フライパンに**オリーブオイル**を熱し、**にんにく**と**輪切り唐辛子**を加え、にんにくの香りがたつまで、弱火で加熱する。

❸ ❷に、ひと口大にほぐした**サバ**とエリンギを加え、サバに軽く焼き目がつくまで、中火で加熱する。

小さめのフライパンで作るのがポイント！

小さめのフライパンを使えば、小さじ1/2と少なめのオリーブオイルでも、にんにくオイルがサバにからんで、アヒージョのような味に。ブロッコリースプラウトと一緒に食べると、サバの臭みを消してくれます。

4日目

あれ？階段を上るのがラク！それは朝＆昼の糖質のおかげ

以前は移動中、駅やオフィスの階段を上るのもおっくうだったのに、
何だか最近ラクかも？
そう感じたら体が変わってきている証拠。
「神やせプラン」では、朝食と昼食でしっかり糖質をとっているので、
活動エネルギーになり、体力も気力もアップ。元気にやせられます。

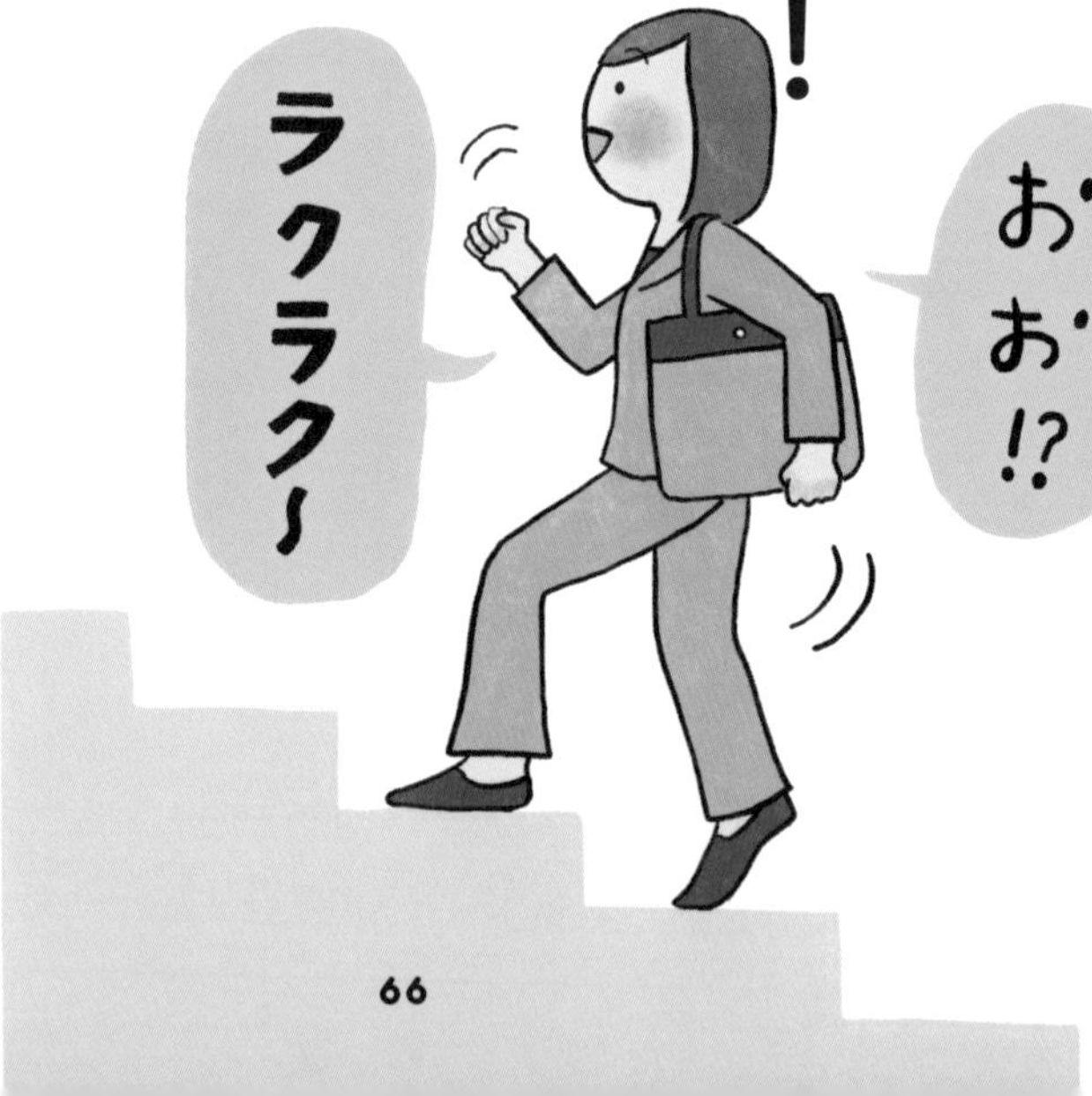

TIPS

オートミールのおやきは、3日目までのオートミールとは食感が変わって、ちょっと新鮮。手で持ってサクサクと食べられて、納豆とも合います。

神やせ プラン **B**

4日目・朝

Breakfast

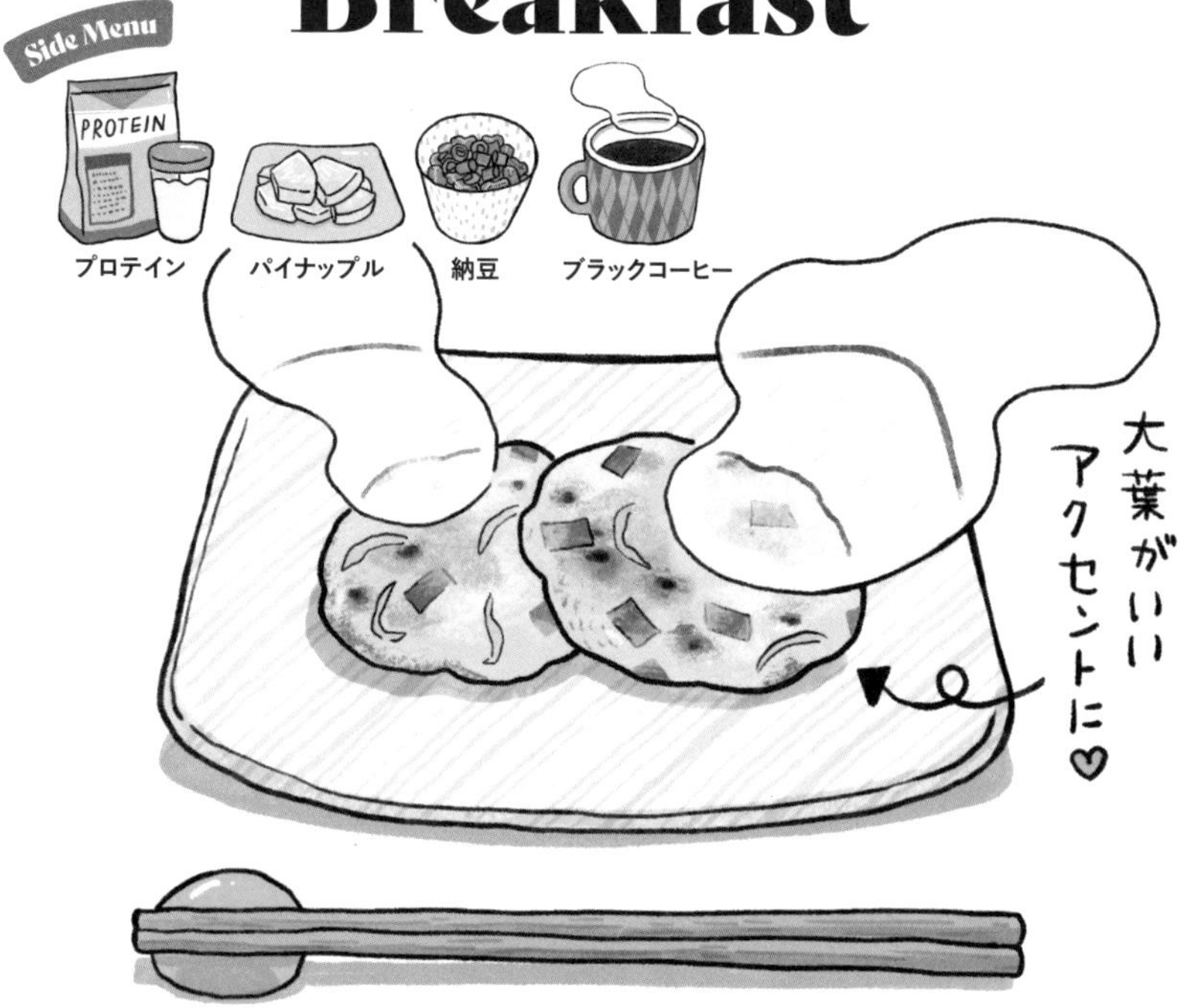

Side Menu
PROTEIN
プロテイン
パイナップル
納豆
ブラックコーヒー
大葉がいいアクセントに♡

Main Menu

しらすと大葉のおやき

材料

オートミール …… 40g
水 …… 60mℓ
しらす …… 10g
大葉 …… 2枚
オリーブオイル …… 少々
ポン酢 …… 小さじ2

作り方

❶ ボウルに**オートミール**、**水**、**しらす**、細かくちぎった**大葉**を入れて混ぜ合わせ、2等分する。
❷ フライパンに**オリーブオイル**を薄くぬり、2等分した❶を丸く広げ、2個並べて焼く。
❸ 軽く焼き目がつくまで、3〜4分程度中火で加熱する。
❹ **ポン酢**をかけてできあがり。

カリカリとしたかみ応えが魅力！

フライパンで焼くときに、表と裏に焼き目がつくまで加熱してカリカリに仕上げると、かみ応えのある食感に。大葉の香り&しらすの塩味で、そのままで美味しく食べられます。

神やせ
プラン
B

4日目・昼
Lunch

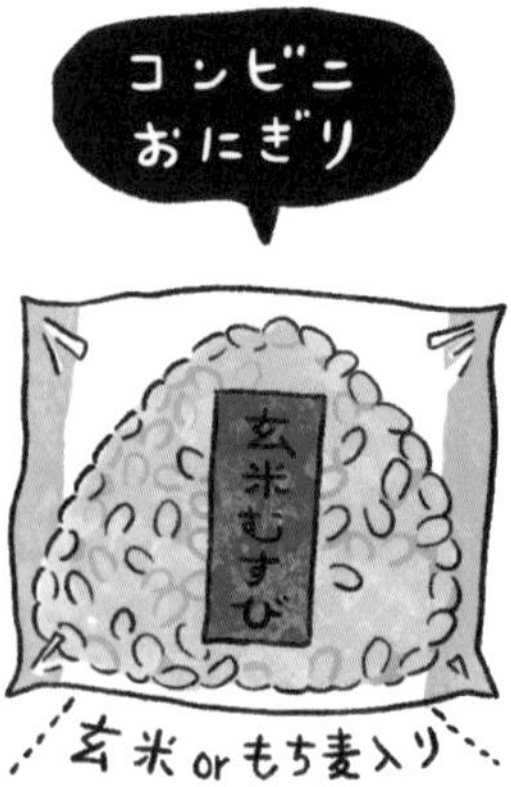
コンビニ
おにぎり
玄米むすび
玄米 or もち麦入り

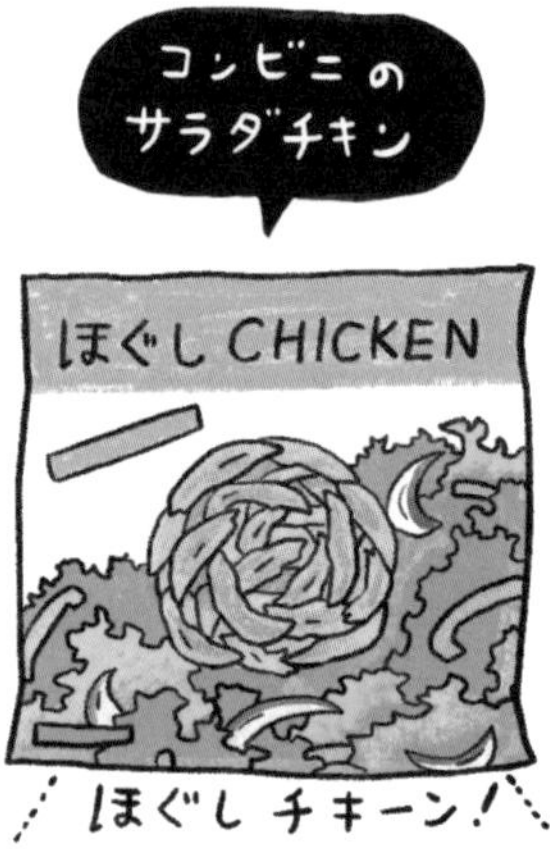
コンビニの
サラダチキン
ほぐし CHICKEN
ほぐし チキーン!

間食
Snack

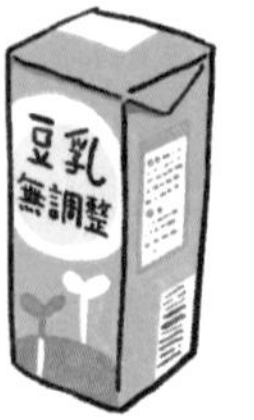

無調整豆乳

神やせ
Column

コンビニ食は本当に不健康?

コンビニで売っている商品は、添加物や保存料が多く体に悪いというイメージを持つ人もいると思いますが、チルド流通がメインになっている今では、一般的なチェーン店で外食するよりも健康的だと僕は思います!

ほぐしたサラダチキンならかぶりつかなくていいのでOLさんにピッタリ!

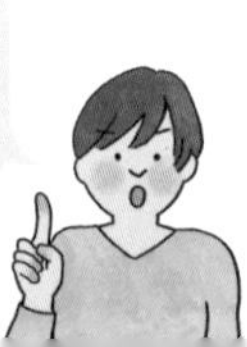

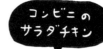

TIPS
コンビニ食は、商品の量やカロリーが一定で必ずカロリーや栄養の表示があるので、食事コントロールしやすくダイエット向きです。

神やせ
プラン
B

4日目・夜

Dinner

Side Menu

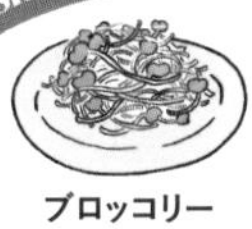
ブロッコリースプラウト

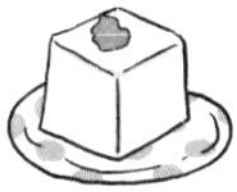
豆腐半丁（わさび添え）

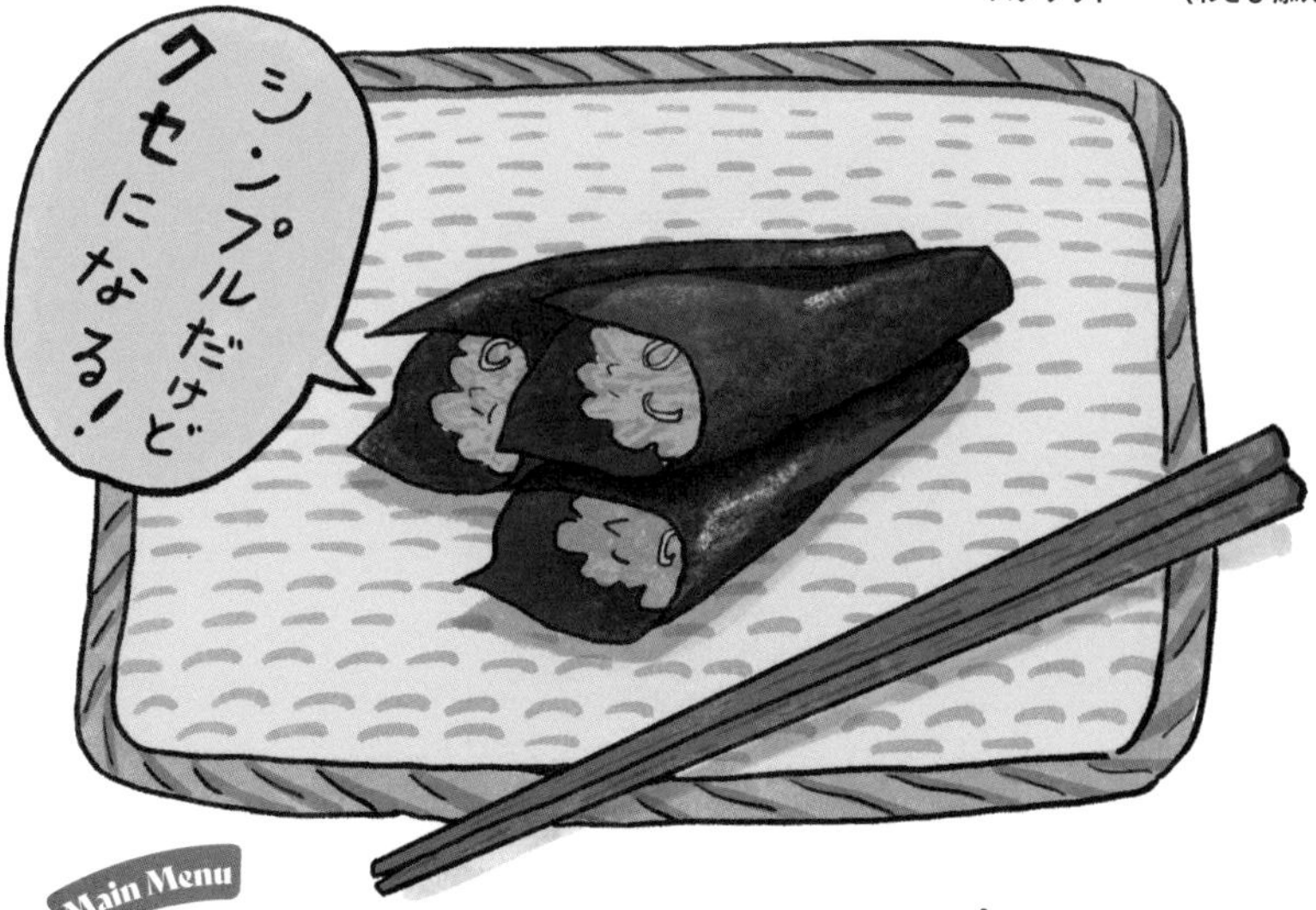

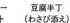

Main Menu

サバののり巻き

材料

サバ缶（水煮） …… 100g
長ねぎ …… 15g
かつおぶし …… 1g
レモン汁 …… 小さじ1（5㎖）
のり …… 1枚

作り方

❶ **長ねぎ**はみじん切りにする。
❷ ボウルに**サバ**、❶、**かつおぶし**、**レモン汁**を加えて混ぜ合わせる。
❸ 4等分した**のり**に、❷をのせて巻く。

のりで巻くだけなのに、やみつきになる味！

サバを、長ねぎやかつおぶしと混ぜ合わせて、のりで巻くだけの超絶簡単レシピですが、また食べたくなる美味しさ！ サイドメニューのブロッコリースプラウトを一緒に巻いて食べるのもおすすめです。

TIPS

サバののり巻きは、ごはんの代わりにブロッコリースプラウトを一緒に巻くとさっぱりとした味わいに。豆腐に添えるわさびをちょっと加えても！

5日目

夜の塩分を控えるだけで翌朝、顔がスッキリ

「神やせプランB」では、夜の塩分をかなり控えることに。
でもそのがんばりが、顔のむくみを解消し、肌もツヤツヤに。
第一印象において大事な顔がスッキリすると、
毎朝メイクをするたびに何だかテンションが上がって、
ダイエットが楽しくなってきます。

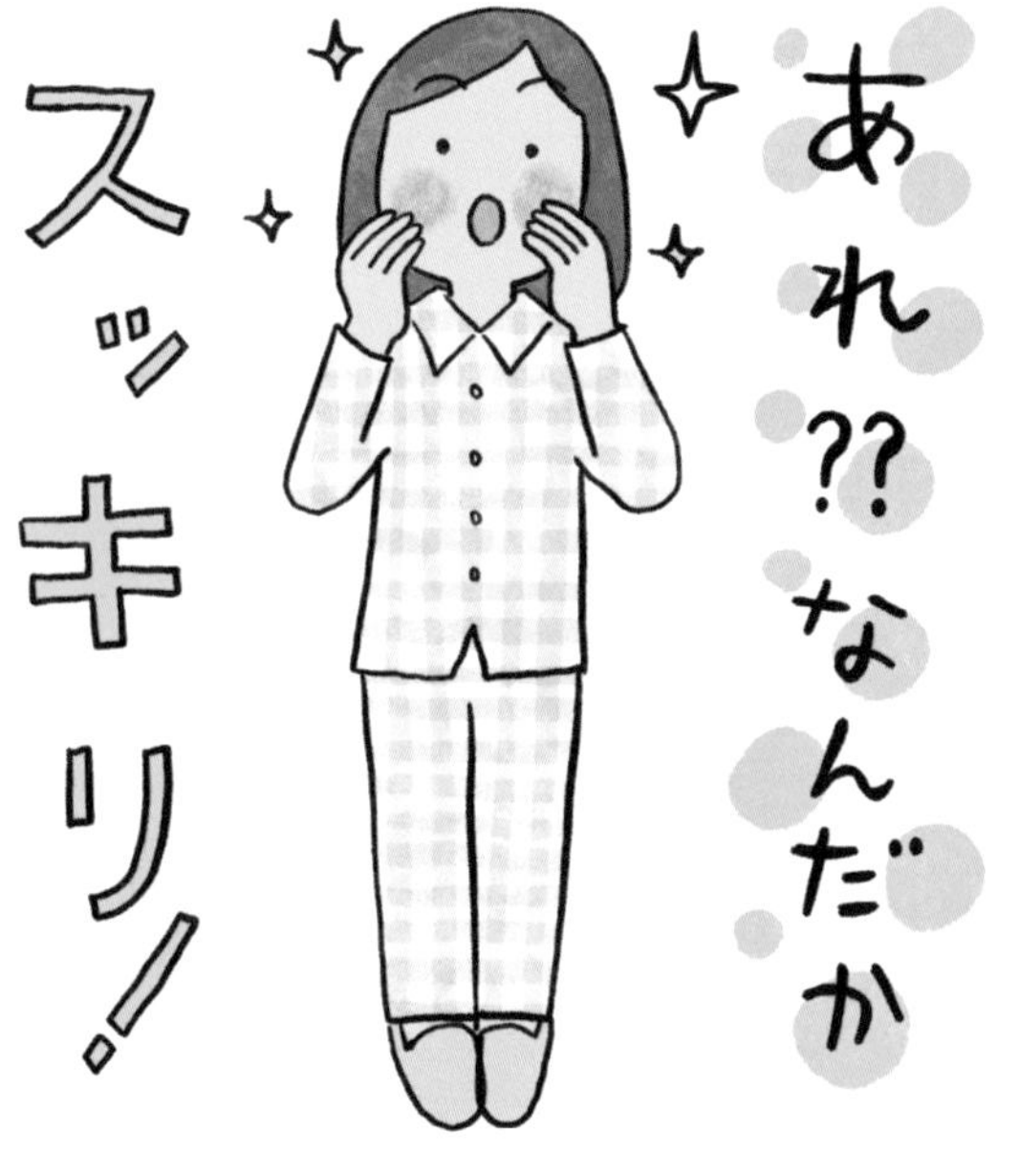

TIPS
ちょっと厳しめのプランBに、やさしい甘さのオートミールアレンジが登場！　朝から元気の出るメニューです。

神やせ
プラン
B

5日目・朝

Breakfast

Side Menu

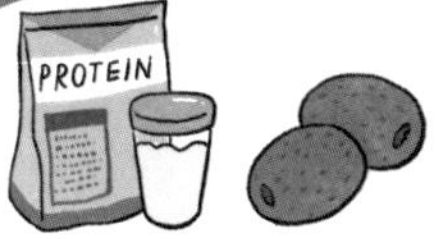
PROTEIN

プロテイン　キウイ

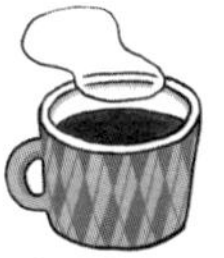

ブラックコーヒー

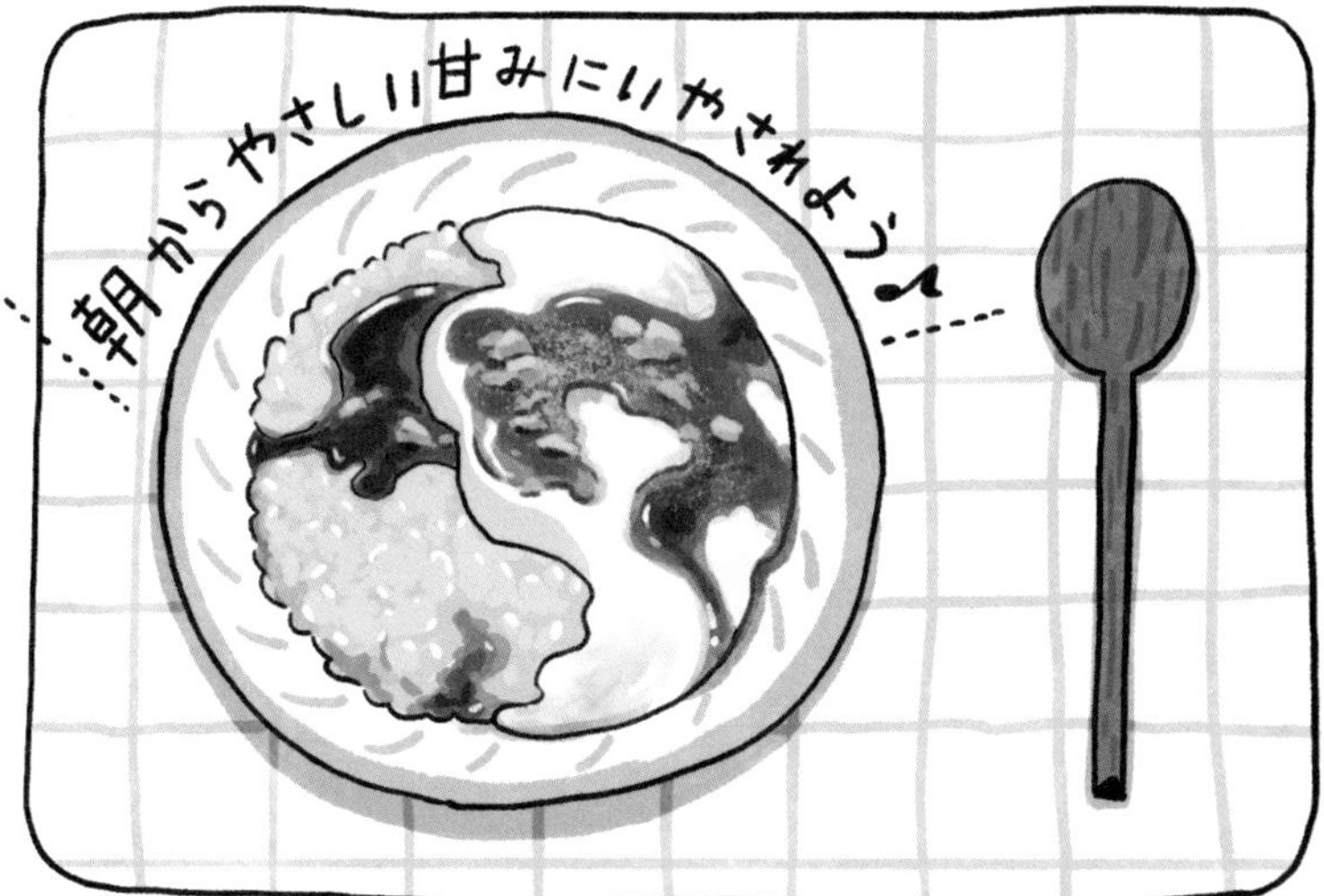
朝からやさしい甘みにいやされよう♪

Main Menu

メープルきなこヨーグルト

材料

オートミール …… 40g
水 …… 120㎖
ヨーグルト …… 100g
きなこ …… 小さじ1
メープルシロップ
…… 小さじ1
シナモン …… お好みで

作り方

❶ 耐熱皿に**オートミール**、**水**を入れ、電子レンジ（600W）で1分加熱する。
❷ ❶に**ヨーグルト**、**きなこ**、**メープルシロップ**、**シナモン**をかける。

ビフィズス菌多めのヨーグルトを選ぼう！

納豆やキムチの代わりに、腸内環境を整えるヨーグルトを使ったメニュー。ビフィズス菌が多めのヨーグルトを選ぶと腸内の善玉菌が増えて、免疫力アップ効果も期待できます。きなこも食物繊維が豊富で便秘解消が期待できます。

神やせ
プラン
B

5日目・昼

Lunch

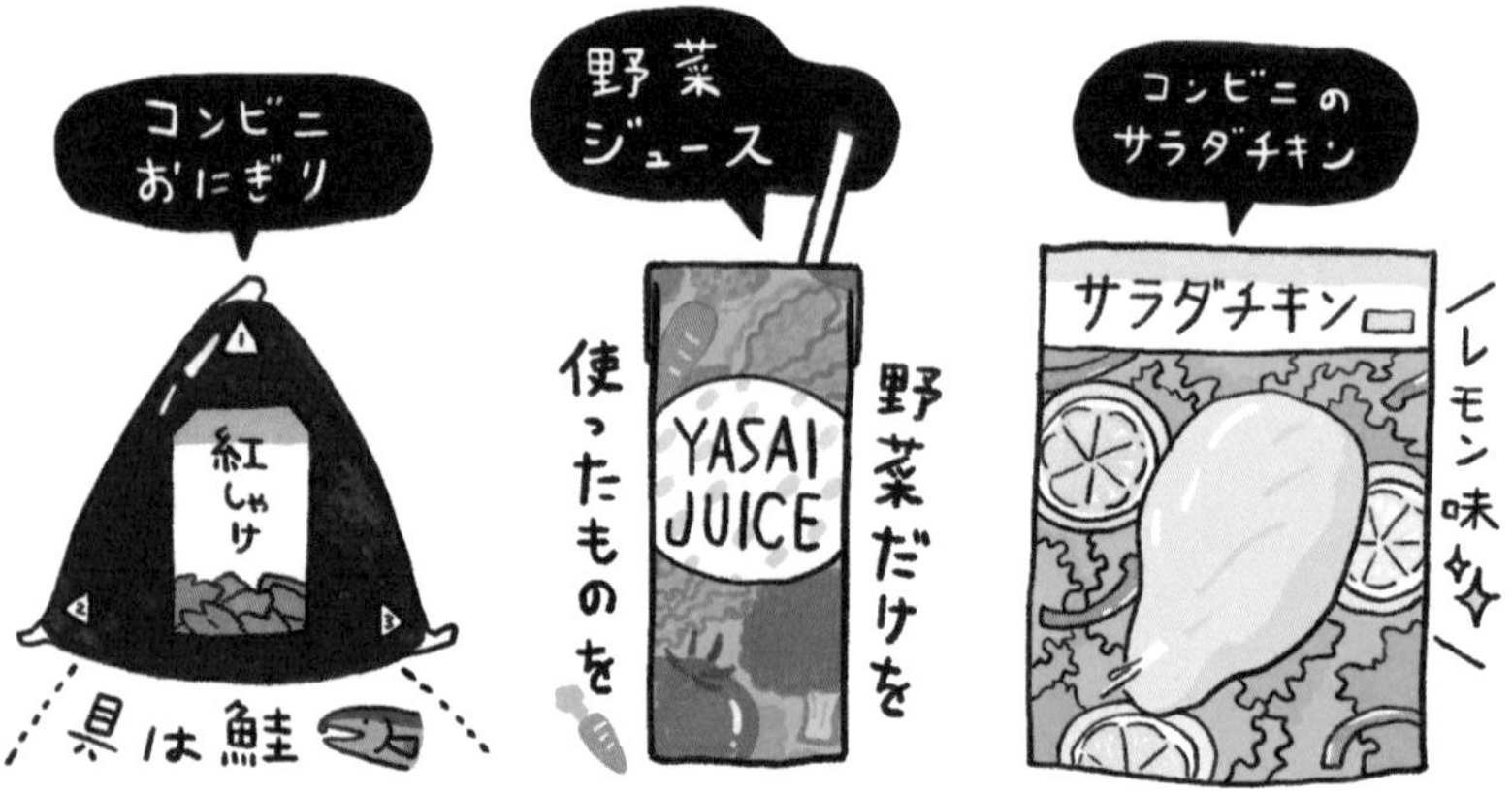

コンビニ
おにぎり
紅しゃけ
具は鮭
野菜
ジュース
YASAI
JUICE
野菜だけを
使ったものを
コンビニの
サラダチキン
サラダチキン
レモン味

TIPS

毎回ランチはおにぎり＋野菜ジュース＋サラダチキンの組み合わせですが、この3つがダイエットに効果抜群なので、がんばって続けてみて！

間食

Snack

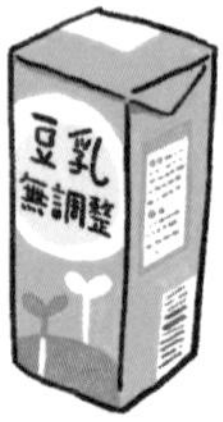

無調整豆乳

神やせ

Column

リバウンドする人、しない人の違いは？

リバウンドするかどうかは、僕は「ストレス」が大きく関わっていると考えます。例えば、断食をすれば体重は落ちますが、かなりのストレスで過剰な食欲がわき、リバウンドすることに。神やせプランは、1日3食とっているので、ストレスもリバウンドもなく、やせられます。

TIPS

サバと糖質ゼロ麺の組み合わせで食べ応えのあるメインメニュー。糖質ゼロ麺は、夕食のボリュームアップという点では最高の食材です！

神やせ プラン B

5日目・夜 Dinner

Side Menu

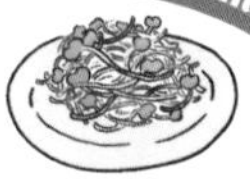

ブロッコリー
スプラウト

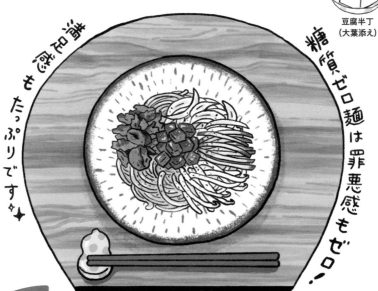

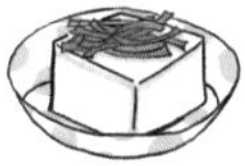

豆腐半丁
（大葉添え）

Main Menu

サバとゴロゴロトマトの和え麺

材料

サバ缶（水煮） …… 100g
糖質ゼロ麺 …… 1袋
トマト …… 40g
玉ねぎ …… 10g
きゅうり …… 20g
もやし …… 20g
黒酢 …… 大さじ1
サバ缶の汁 …… 大さじ1
ブラックペッパー …… 少々

作り方

❶ **きゅうり**は千切りにする。**もやし**は耐熱容器に入れ、水を少々ふりかけ電子レンジ（600W）で1分加熱する。
❷ **糖質ゼロ麺**は水気を切って、ザルにあげておく。
❸ **玉ねぎ**はみじん切り、**トマト**は角切りにして、**黒酢**、**サバ缶の汁**、**ブラックペッパー**と混ぜ合わせて、たれを作る。
❹ お皿に❷の麺をしき、❶、**サバ**を盛り付け、❸のたれをかける。

ひと皿で満足！ 具だくさん和え麺

糖質ゼロ麺を使った、お手軽和え麺です。コクのある黒酢とトマトの旨みで美味しく減塩。ブラックペッパーをやや多めにすると、サバ特有の臭みが消え、味も引き締まります。

6日目

肉は良質なたんぱく質 魚は良質な脂質の宝庫

毎日のサラダチキンで良質なたんぱく質をとることで、筋トレなしでも筋肉が落ちずにやせやすい体に。毎日のサバで、良質な脂質をとっているので、ダイエット中でも髪や肌がカサカサにならず、美しく健康的にやせられます。

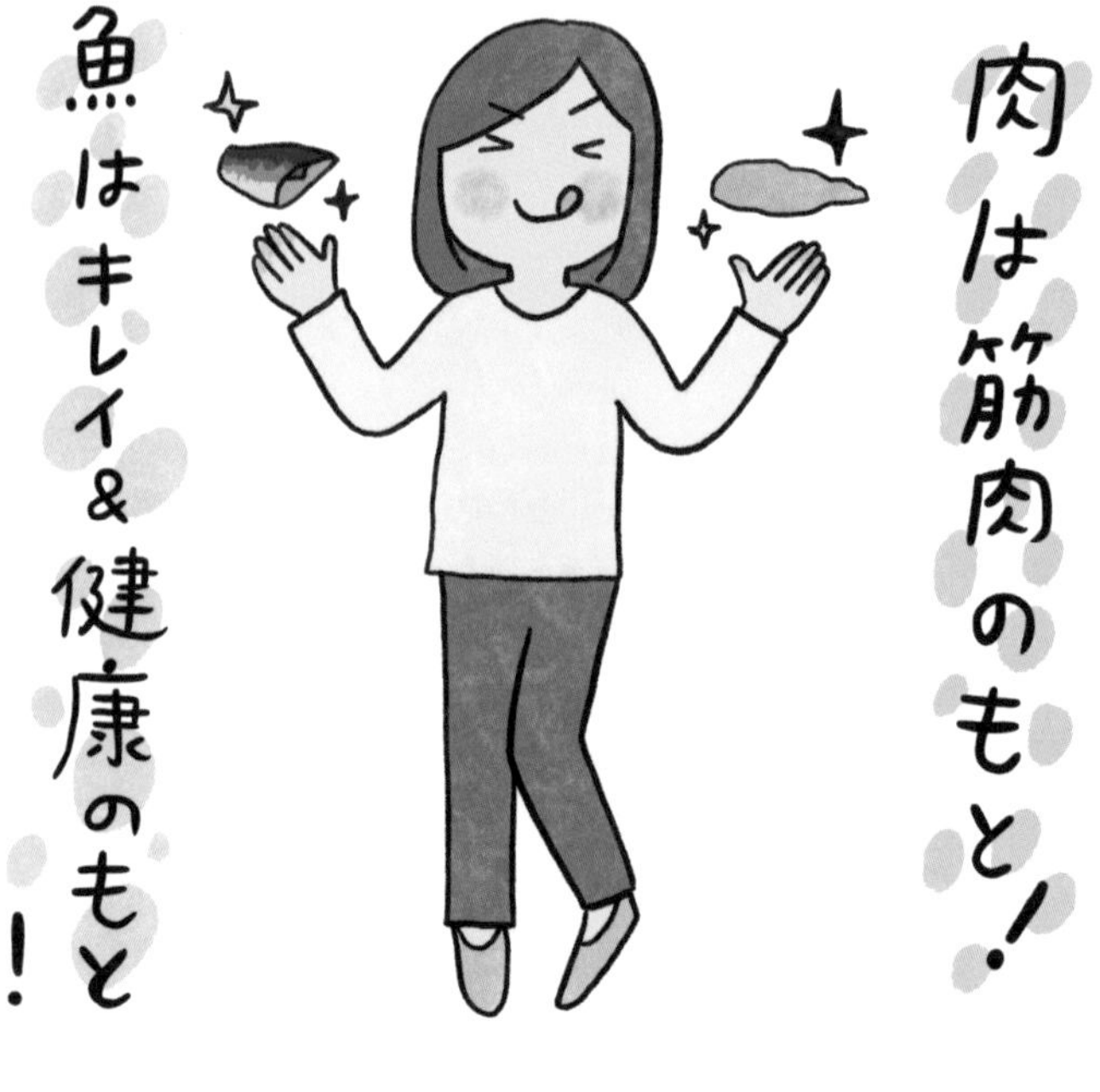
肉は筋肉のもと！
魚はキレイ&健康のもと！

TIPS

オートミールに、ひじきとしょうがを入れたメインメニュー。しょうがの香りが食欲をそそり、食べるとしょうがの効果で体が温まります。

神やせ プランB

6日目・朝

Breakfast

Side Menu

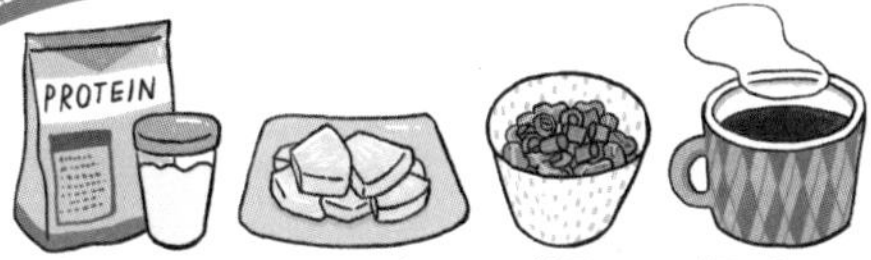

プロテイン　パイナップル　納豆　ブラックコーヒー

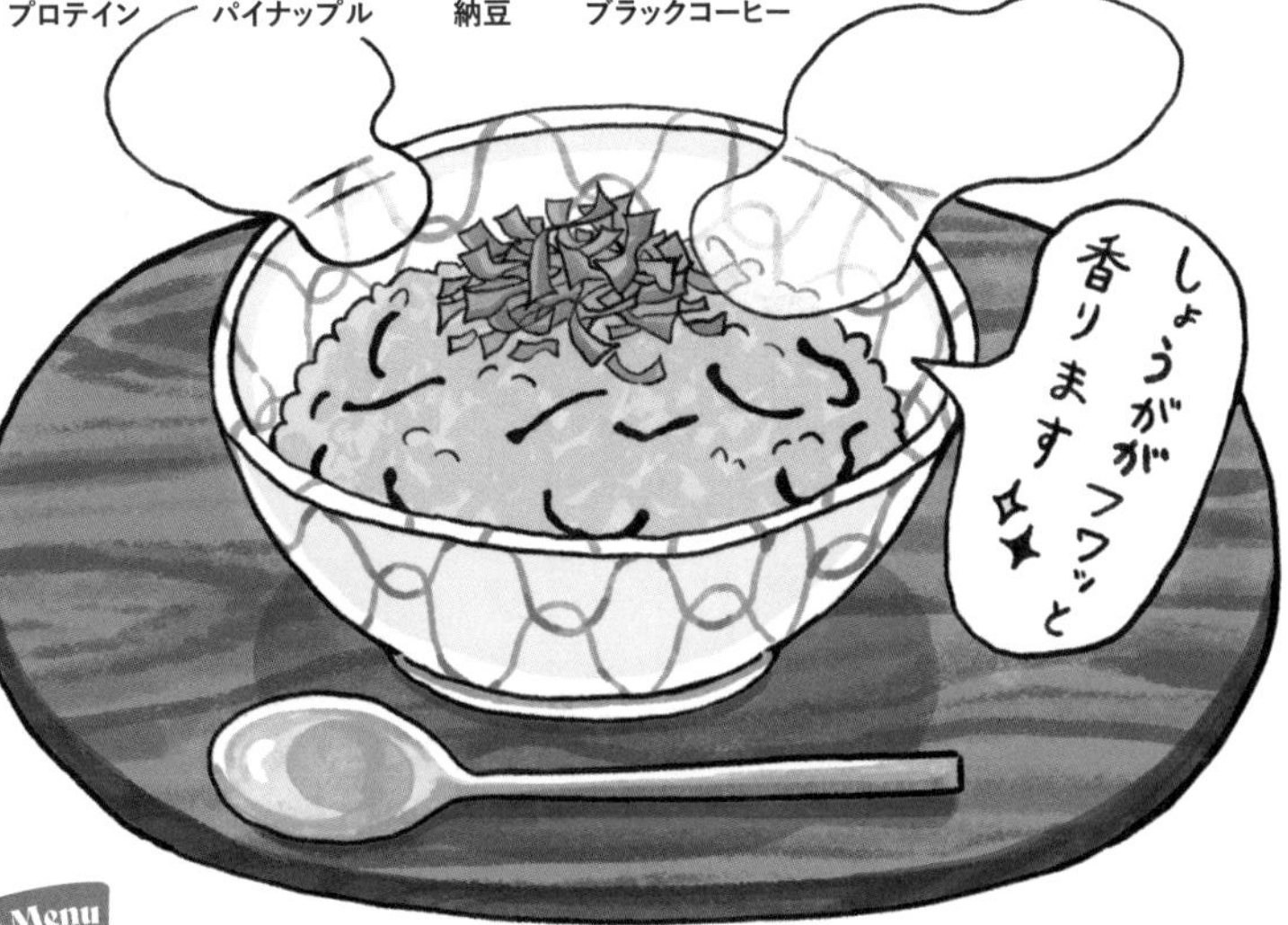
しょうががフワッと香ります☆

Main Menu

オートミールでひじきしょうがごはん

材料

オートミール …… 40g
水 …… 100㎖
ひじき（乾燥） …… 1g
しょうが …… 2g
めんつゆ …… 小さじ1・1/2
かつおぶし …… お好みで

作り方

❶ **しょうが**は千切りにする。
❷ 耐熱容器に**ひじき**と、ひじきが浸るくらいの水（分量外）を入れ、ふんわりラップをかけて電子レンジ（600W）で2分加熱する。加熱後は、ザルにあげて水気を切る。
❸ 耐熱容器に**オートミール**、**水**、❶、❷、**めんつゆ**を加えて混ぜ合わせ、電子レンジ（600W）で1分加熱する。一度取り出して全体をかき混ぜ、さらに30秒加熱する。
❹ 器に盛り、**かつおぶし**をかける。

栄養豊富なひじきは女性の味方！

きれいにやせたい女性をサポートする栄養が豊富なひじきを使ったメニュー。乾燥ひじきを電子レンジで戻すことで時短に！ オートミールをごはんに見立て、和風味を楽しめる一品です。

神やせ プラン B

6日目・昼
Lunch

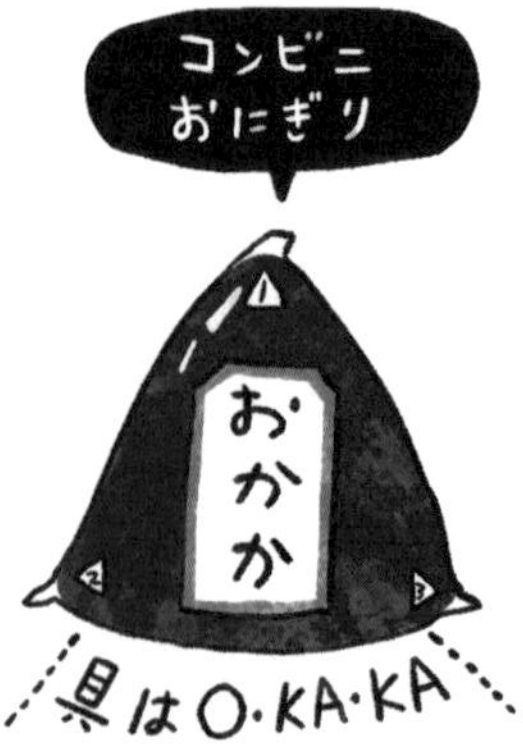

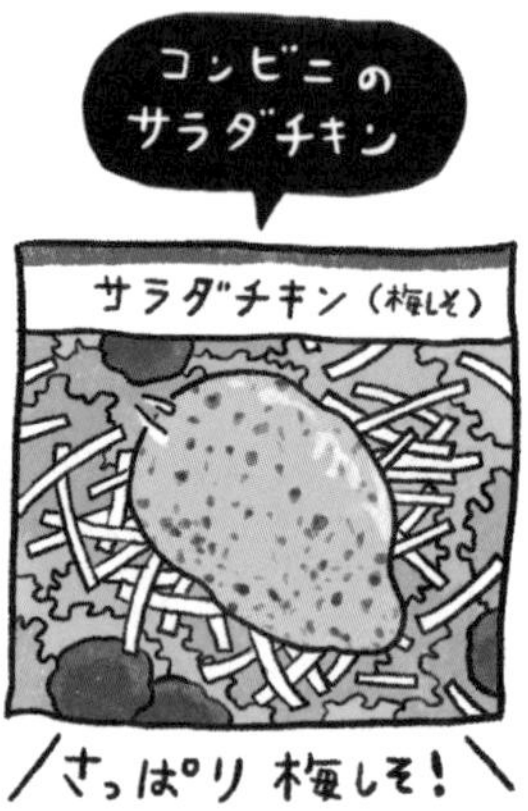
コンビニの サラダチキン
サラダチキン（梅しそ）
さっぱり 梅しそ！

TIPS
コンビニおにぎりのよさはちょうどいい量の糖質がとれることと、塩分量が適切で一定なこと！

間食
Snack

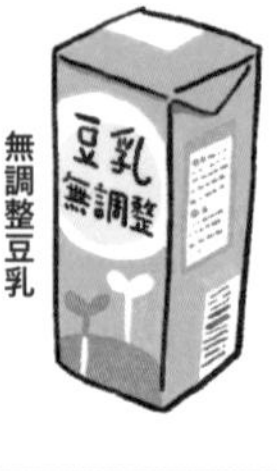
豆乳
無調整
無調整豆乳

神やせ
Column

ダイエット中の肉は鶏肉が最強！

ダイエット中の肉選びは、高たんぱく、低脂質、低カロリーがポイント。具体的には、鶏肉がおすすめです。鶏肉のなかでも、皮がないむね肉ならコスパも最強！ 神やせプランでも、登場する肉は鶏肉が中心。ミンチを使いたいときには、鶏むね肉の皮なしを選びましょう。

鶏肉ってどんな味付けでも美味しいから僕も毎日飽きずに食べてます！

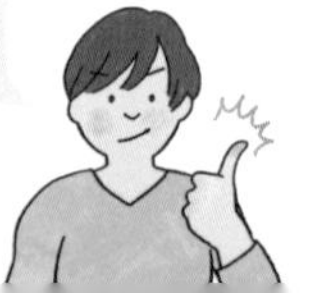

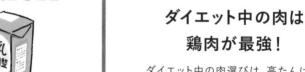

TIPS

毎日夕食に食べているブロッコリースプラウトを使ったレシピ。薬味をたっぷりとのせることで、塩分とカロリーをおさえつつ、満足度の高い一品に。

6日目・夜

Dinner

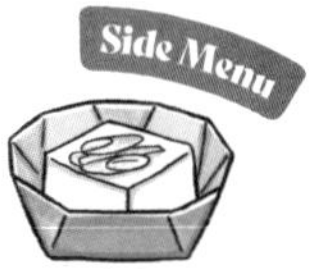
Side Menu

豆腐半丁
（長ねぎ添え）

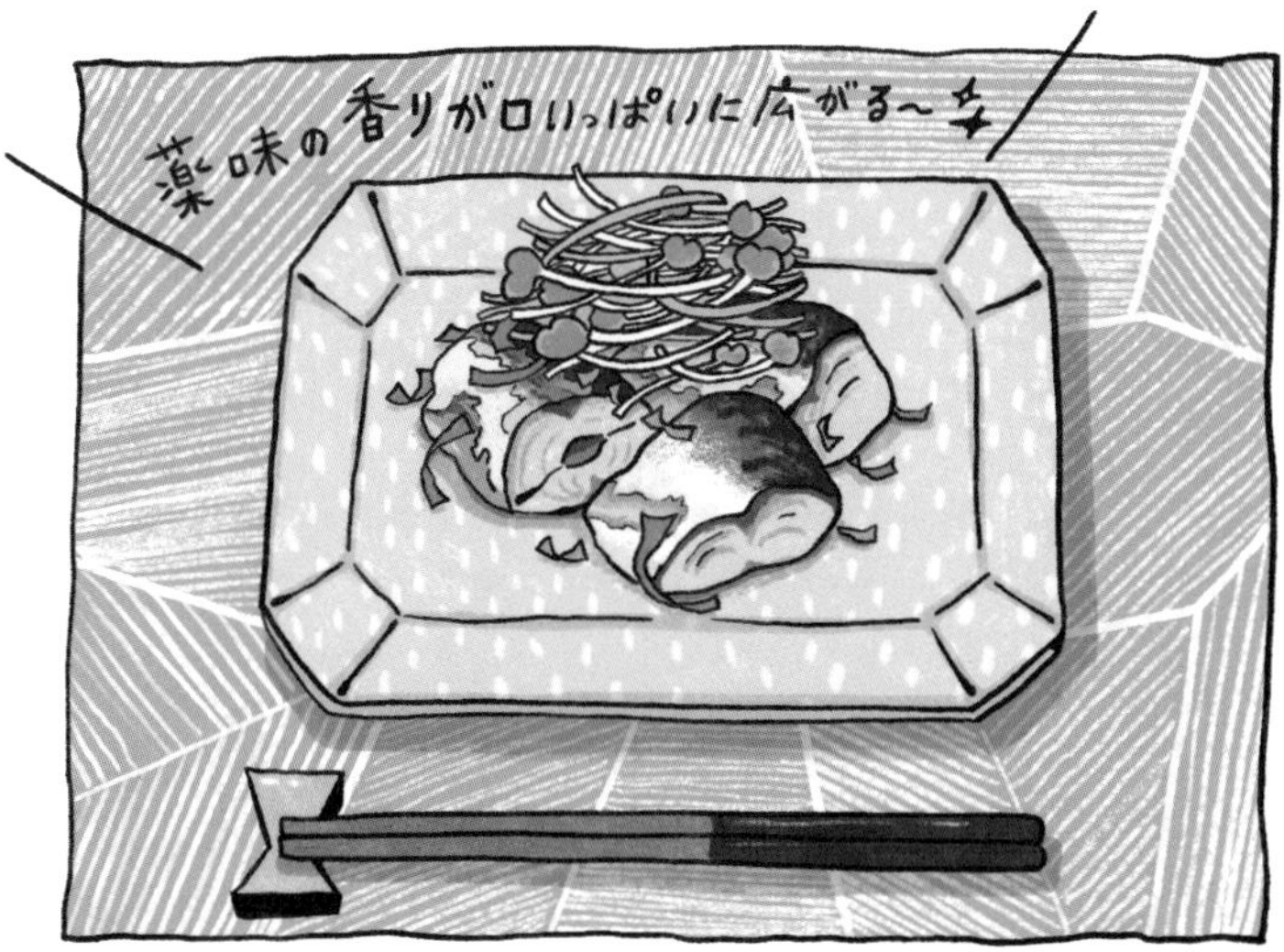
薬味の香りが口いっぱいに広がる〜

Main Menu

サバのさっぱり薬味のせ

材料

サバ缶（水煮） …… 100g
しょうが …… 4g
大葉 …… 2枚
ブロッコリースプラウト
…… 10g
かつおぶし …… 1g
レモン汁 …… 小さじ2

作り方

❶ **しょうが**、**大葉**は千切りにし、**ブロッコリースプラウト**は根元付近を切る。

❷ お皿に食べやすい大きさにほぐした**サバ**をのせ、❶、**かつおぶし**をのせ、**レモン汁**をかける。

薬味たっぷりでさっぱり美味しい！

薬味を切ってのせるだけ、レモン汁でさっぱりといただくサバ缶レシピです。サバの水煮缶の適度な塩気と薬味がマッチ！ もの足りなさを感じたときには、ブロッコリースプラウトを多めにしてかさ増しを。

7日目

淡泊な豆腐だけど味変で美味しくたんぱく質を！

毎晩の豆腐半丁は、塩分控えめの調味料や薬味を上手に使って味変を。レモン汁、しょうが、おくら、長ねぎ、かつおぶし、サルサソースなど、今まで気づかなかったお気に入りの豆腐の食べ方を見つけるのを楽しんで！

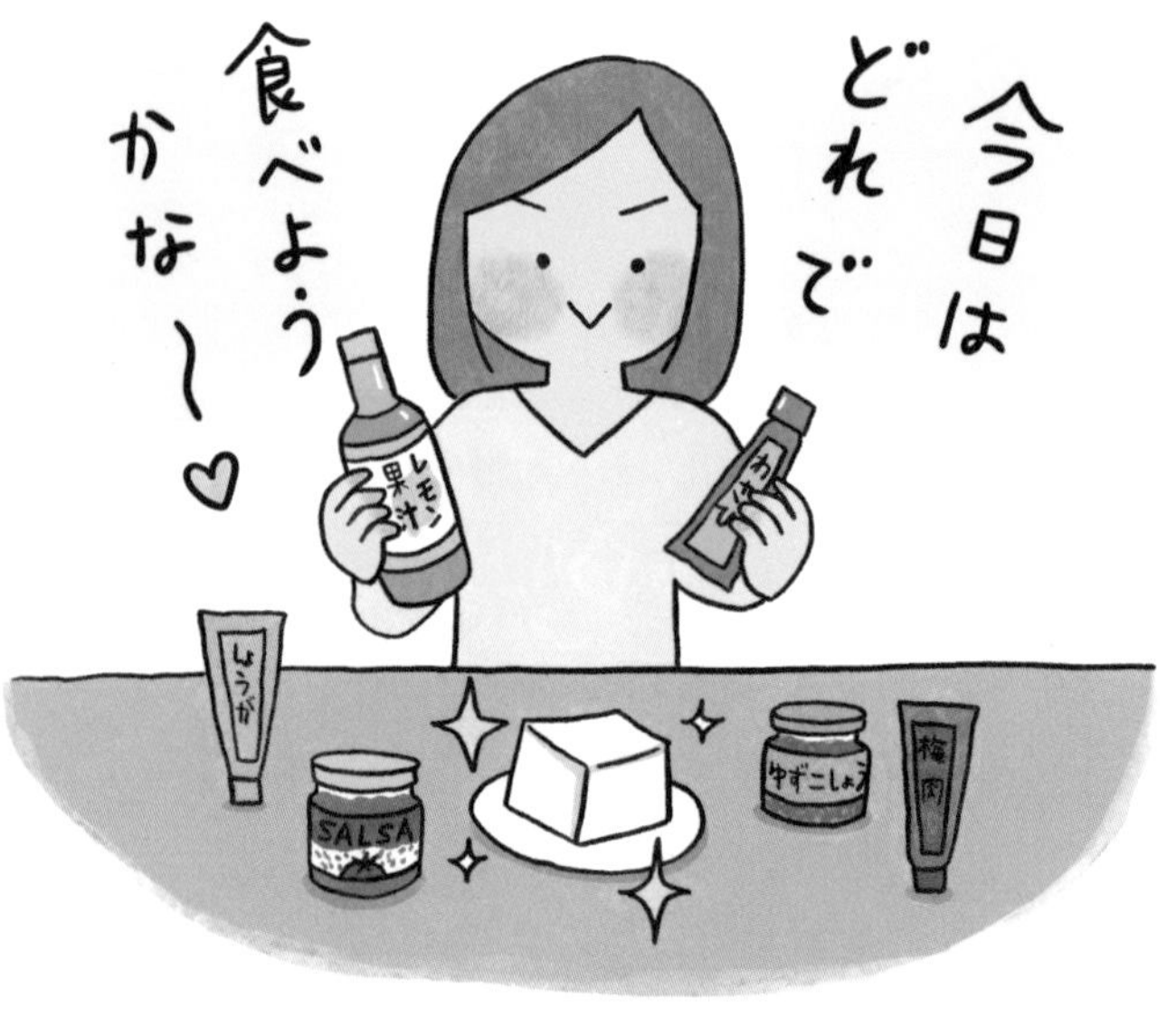
今日はどれで食べようかな〜♡
レモン果汁
しょうが
SALSA
ゆずこしょう
梅肉

※プランBの豆腐のトッピングにゆずこしょうや梅肉を使う場合は、塩分が入っているのでごく少量で。ほんの少しでも満足できる調味料です。

TIPS

3日目のチゲ風雑炊とは、また違った簡単オートミール雑炊の登場！ きのこのやさしい旨みが朝食に向いている一品です。

7日目・朝

Breakfast

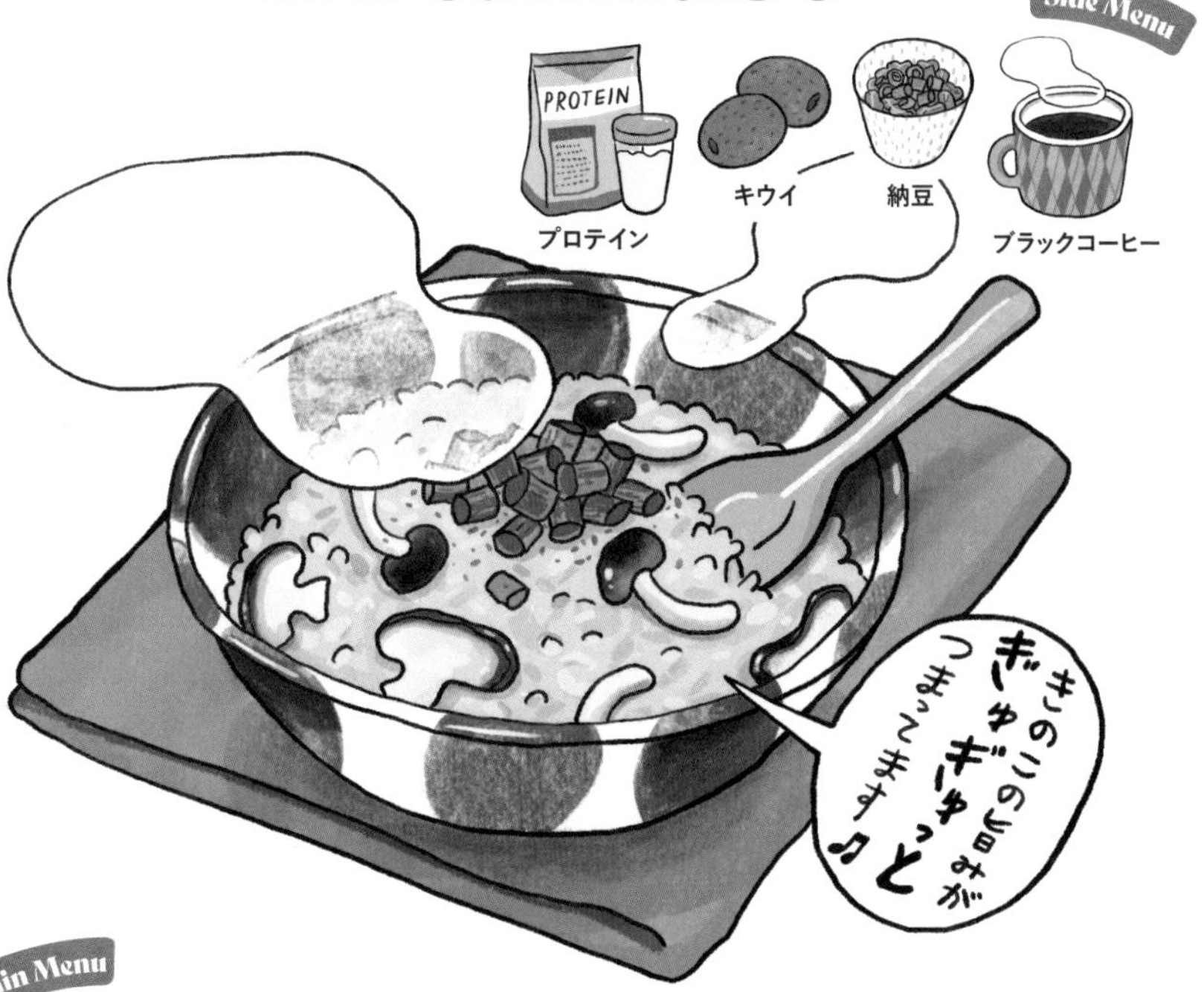
Side Menu
PROTEIN
プロテイン
キウイ
納豆
ブラックコーヒー
きのこの旨みがぎゅぎゅっとつまってます♪

Main Menu

オートミールできのこたっぷりみそ雑炊

材料

オートミール …… 40g
水 …… 220㎖
しめじ …… 20g
しいたけ …… 中1個
みそ …… 小さじ2
万能ねぎ …… お好みで
七味唐辛子 …… お好みで

作り方

❶ **しめじ**、**しいたけ**は、石づきを切り落とす。しめじは手でほぐし、しいたけは薄切りにする。
❷ 鍋に**水**、❶を入れ、中火で加熱する。
❸ しめじ、しいたけがくたっとしてきたら、**みそ**を溶かし入れ、さらに**オートミール**も加えて、時々かき混ぜながら、とろみがつくまで中火で加熱する。
❹ 器に盛り、**万能ねぎ**、**七味唐辛子**を散らす。

しめじとしいたけの旨みを引き出す！

最初に、水にしめじとしいたけを入れて加熱することで、きのこ類の旨みを引き出すのが、味の決め手。だし汁のようになり、さらにみそを加えることで、味に深みが出ます。納豆が好きな人は一緒に混ぜて食べてもOK。

TIPS

サラダチキンを飽きずに食べるコツは、味だけでなく購入するコンビニを変えること！ いろいろと食べ比べてみて。

7日目・昼

Lunch

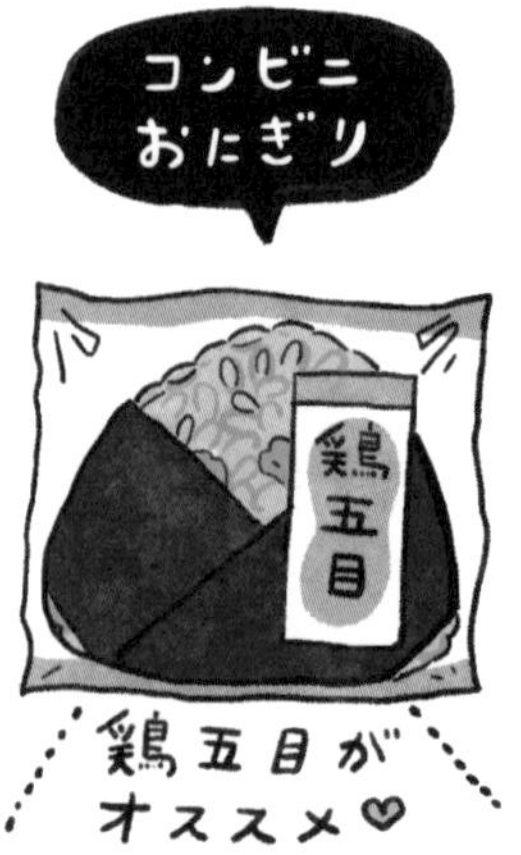

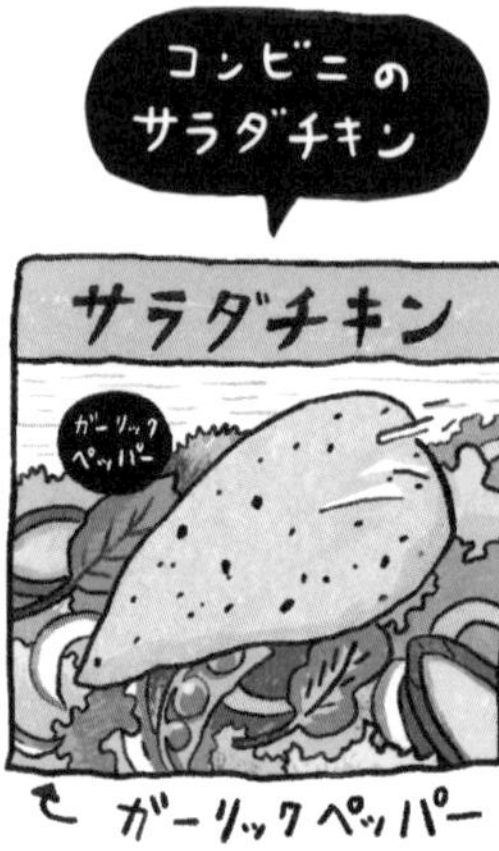

間食

Snack

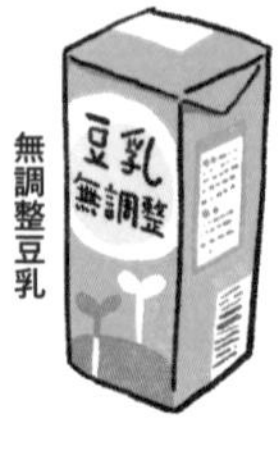

神やせ

Column

納豆で腸内環境を整えて免疫力を上げる！

プランAでもBでも登場する納豆。発酵食品なので、ダイエット中に調子を崩しやすい腸内環境を整えてくれます。また女性にうれしい大豆イソフラボンもとれる納豆は僕がおすすめする最強食材のひとつです。

TIPS

神やせ最終日の夕食は、昼に続き、にんにくを効かせたサバレシピ。にんにくの風味に、ブロッコリーとまいたけの旨みがよく合います。

神やせ プラン B

7日目・夜

Dinner

Side Menu

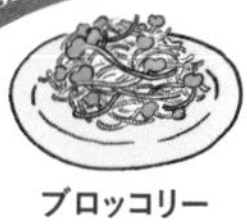

ブロッコリースプラウト

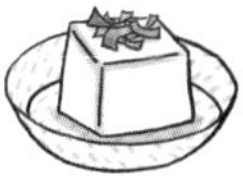

豆腐半丁（かつおぶし添え）

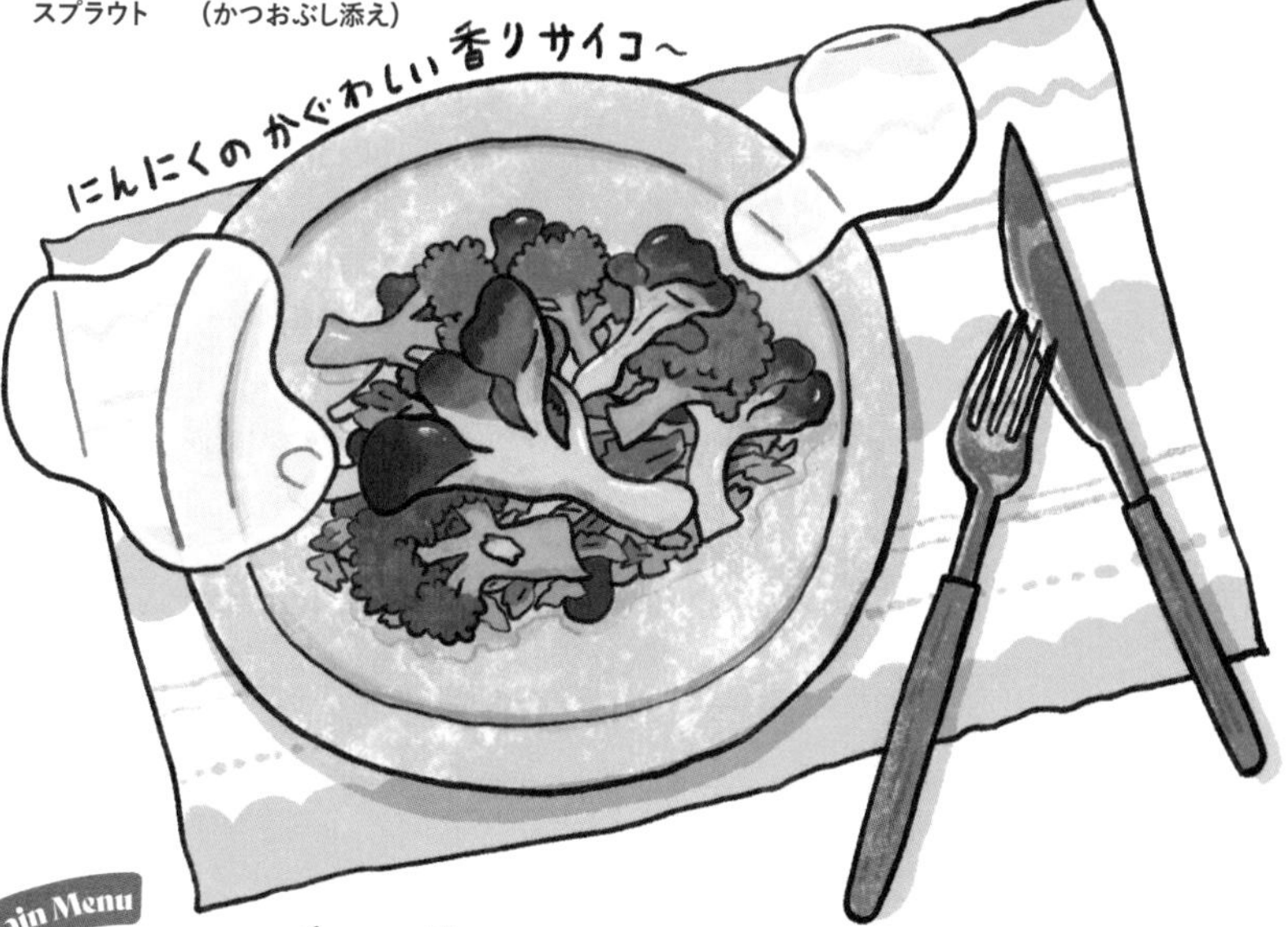
にんにくのかぐわしい香りサイコ〜

Main Menu

にんにく香るブロッコリーとまいたけのサバ炒め

材料

サバ缶（水煮） …… 100g
ブロッコリー …… 30g
まいたけ …… 30g
にんにく …… 2g
オリーブオイル …… 少々

作り方

❶ **ブロッコリー**は小房にわけ、耐熱容器に入れて水を少々回しかけ、ふんわりラップをかけて電子レンジ（600W）で30秒加熱する。

❷ **にんにく**は薄切り、**まいたけ**は小房にわける。

❸ フライパンに**オリーブオイル**を薄く塗って❶、❷を入れ、中火で加熱し、焼き目がつくまでじっくりと焼く。

❹ ❸に**サバ**をほぐしながら加え、全体を炒め合わせる。

ブロッコリーとまいたけをじっくり焼く！

ブロッコリーとまいたけをフライパンで加熱する際、あまり動かさずに、焼き目がつくまでじっくりと焼くことがポイント！ 旨みが増します。ブロッコリースプラウトをつけあわせにして食べるのもおすすめです。

体験Report 神やせ プランB やってみました

産後太りをきっかけに体重が爆増…きれいな体を取り戻したい！

産後太りが止まらず、10年でかなり太ってしまい、スタイルだけでなく、健康面も気になっていました。そこで、「これが最後のチャンス！　絶対にきれいを取り戻すぞ」と「神やせプランB」にチャレンジしました。

今回、初めてのオートミールでしたが、ごはん代わりの感覚で食べられて、納豆との相性もバッチリ。昼食のサラダチキンや夕食のサバ缶は、まとめ買いをしておくとすごく便利。夕食は、家族には息子が好きなカレーなどを作り、自分は神やせプランBに。献立に悩むストレ

体験したのは…
編集Aさん
(30代後半)

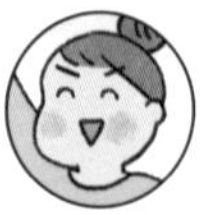

産後太りが止まらず、このままではダメだとダイエットを決意！

1日目

オートミール初体験！
思ったよりも食べやすく、お腹もいっぱいに

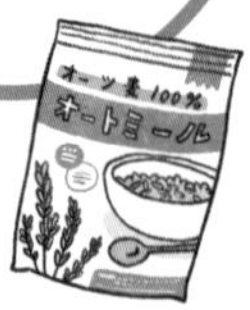

2日目

頭痛が起きてちょっと心配
体が食生活に対応しようとしているのかな？

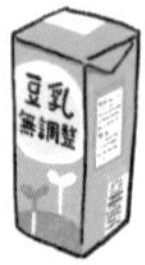

3日目

見た目に変化が出てきたかも？
家族からお腹がスッキリしてきたとの声が！

4日目

サバののり巻きが美味しい！
シンプルだけれど、また食べたくなる味

気になっていたお腹がスッキリ!

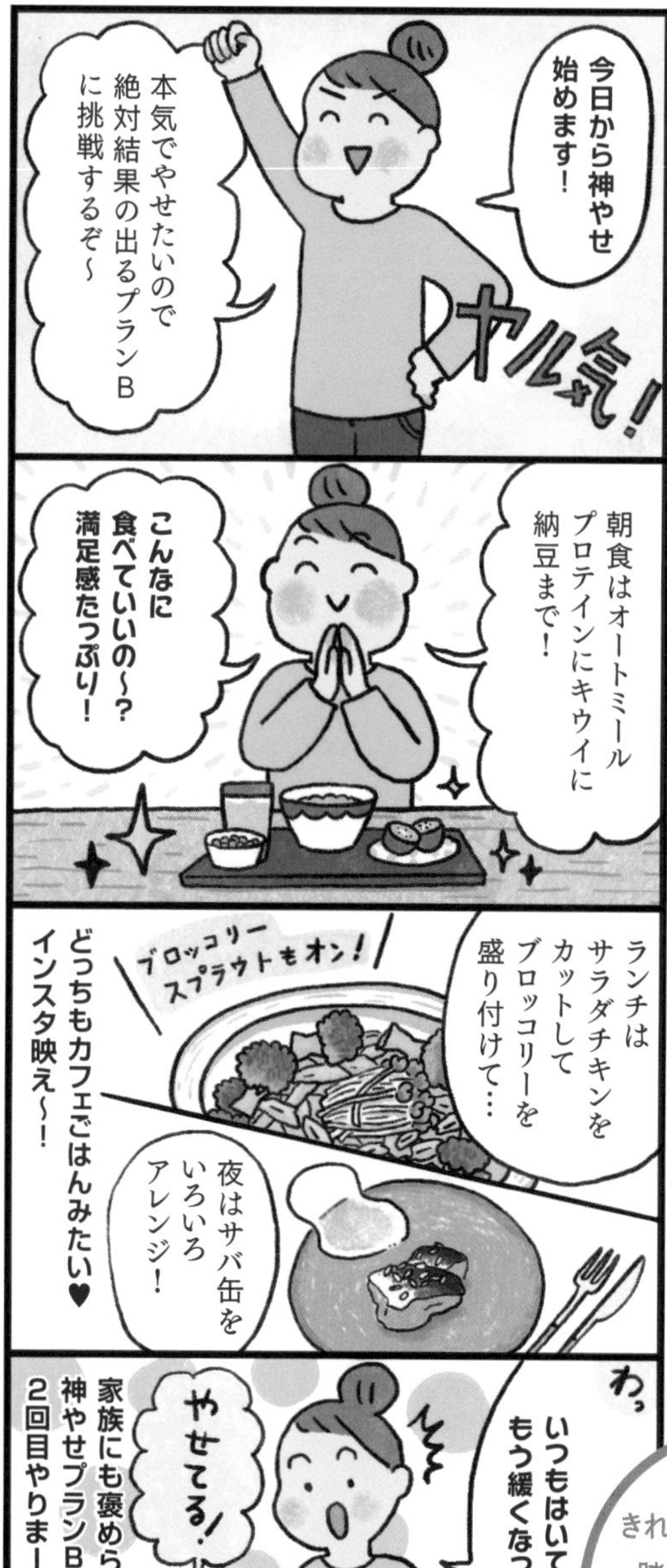
今日から神やせ始めます!
ヤル気!
本気でやせたいので絶対結果の出るプランBに挑戦するぞ~
朝食はオートミールプロテインにキウイに納豆まで!
こんなに食べていいの~? 満足感たっぷり!
ランチはサラダチキンをカットしてブロッコリーを盛り付けて…
ブロッコリースプラウトもオン!
夜はサバ缶をいろいろアレンジ!
どっちもカフェごはんみたい♥ インスタ映え~!
わっ
いつもはいてるパンツがもう緩くなってきた!
やせてる!
家族にも褒められた♥ 神やせプランB、2回目やりまーす!

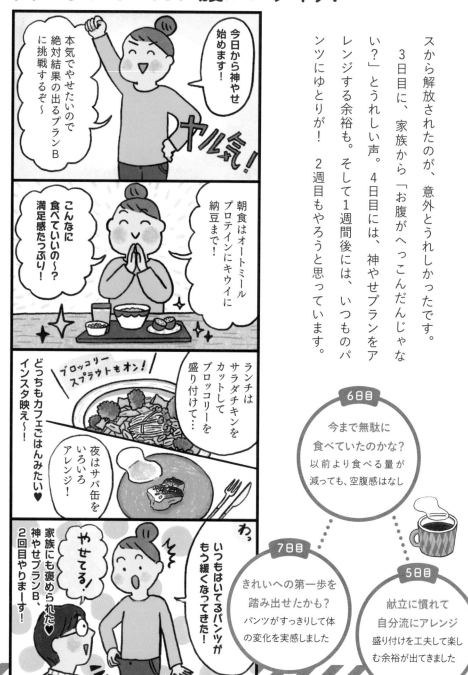

スから解放されたのが、意外とうれしかったです。

3日目に、家族から「お腹がへっこんだんじゃない?」とうれしい声。4日目には、神やせプランをアレンジする余裕も。そして1週間後には、いつものパンツにゆとりが! 2週目もやろうと思っています。

5日目

献立に慣れて自分流にアレンジ

盛り付けを工夫して楽しむ余裕が出てきました

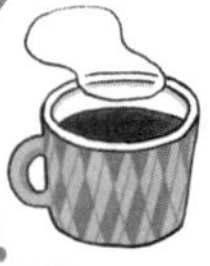

6日目

今まで無駄に食べていたのかな?

以前より食べる量が減っても、空腹感はなし

7日目

きれいへの第一歩を踏み出せたかも?

パンツがすっきりして体の変化を実感しました

もっと知りたい！

神やせ
Column 2

食事に自信がない人は……

サプリメントを上手に活用しよう！

「神やせプラン」を実践しているけれど、朝は食欲がなくてあまり食べられない、サバ缶メニューを毎日がんばっているけれど、飽きてきて残しちゃうことも……など、食事に自信が持てないときには、サプリメントの力を借りましょう。具体的には、朝食、昼食、夕食の際、一緒に「マルチビタミンミネラル」のサプリメントをとります。

さらに、「神やせプランA」にチャレンジしている場合は、「プロテイン」を朝食時にプラスします。プロテインには、いろいろな種類がありますが、「神やせプラン」においては、どれを選んでも効果はそれほど変わりません。僕のおすすめは「黒蜜きなこ味」です。最近はいろんな味のプロテインが販売されているので、気に入ったものを愛用して下さい。

また、絶対に1週間で体を変えたいと「神やせプランB」にトライしている人は、少しの食事の乱れが結果を左右することに。攻めのダイエットをする場合も、食事のときに「マルチビタミンミネラル」のサプリメントをとりましょう。

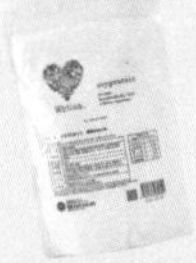

Welina. ソイプロテイン
黒蜜きなこ味

撮影協力
女性専門フィットネスショップ リーンメイク
http://body-make.com/shop/

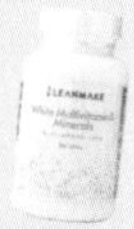

ホワイト
マルチビタミン&
ミネラル

Part 2

1週間で
−2kgも可能

神やせプランで やせるしくみ

「神やせプラン」でなぜ体が変わるのか、
その理由を大公開！
「どうして毎朝、もち麦ごはんなの？」
「サバ缶ってそんなに体にいいの？」
など、途中で気になっていたことも一気に解決。
やせるしくみを知れば、
自分流・神やせプランも作れるようになります。

神やせ7日間ダイエットを
やってみてどうでしたか？

神やせプランを始める前と終わった後の
アナタの体の変化を確認してみましょう！

- 日常的に元気になりましたか？　□ YES　□ NO
- よく眠れるようになりましたか？　□ YES　□ NO
- 肌に透明感が出てきましたか？　□ YES　□ NO
- フェイスラインはすっきりしましたか？　□ YES　□ NO
- 脚がむくみにくくなりましたか？　□ YES　□ NO
- お腹の調子はよくなりましたか？　□ YES　□ NO
- 食欲は安定してきましたか？　□ YES　□ NO
- 体重に変化はありましたか？　□ YES　□ NO

「YES」が多かった人も少なかった人も……
「神やせプラン」をやり遂げたアナタは
間違いなく“やせ体質”に変わってきています!!

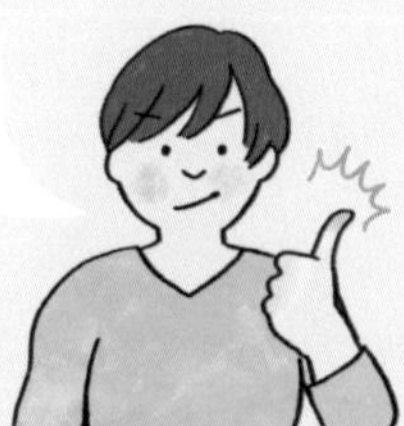

次ページから
やせるしくみを
紹介します!

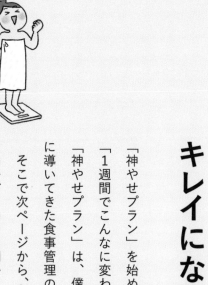

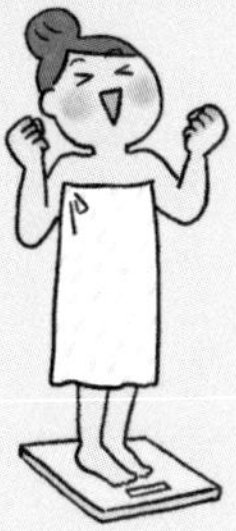

神やせプランは細胞レベルからキレイになる食事です

「神やせプラン」を始める前と今の自分を比べて、どちらが調子がよいですか？「1週間でこんなに変われるなんて！」と、驚かれた人もいるのではないでしょうか。「神やせプラン」は、僕がトレーナーとして今まで何百人もの女性をダイエット成功に導いてきた食事管理のポイントが、いっぱい詰まった献立です。

そこで次ページから、なぜ筋トレなしで1日3食食べて、たった7日間で体が変わったのか、そのタネ明かしをしていきます。

個人差があるので、なかには「あまり変化が感じられなかった」とガッカリしている人もいるかもしれません。でも、見た目や数字に変化がなかったとしても、やせる体の土台作りは着々と進んでいます。「神やせプラン」は細胞から若返り、〝やせ体質〟に近づける食事です。その秘密を紹介しましょう。

神やせプランの食材選び、栄養素や効能をタネ明かしします

みなさんが1週間実践した「神やせプラン」は、実は、健康的にやせるうえで必要な要素を1日分にすべて盛り込んだ献立になっています。しかも、ただ単に体によいものを詰め合わせたわけではなく、栄養バランスと摂取タイミングが完璧に計算されています。だからこそ、細胞から若返り、〝やせ体質〟に近づくことができるのです。

そこで、左の表で「神やせプラン」において1日3食で食べていたものが、どんな栄養素をとることが目的だったのかチェックをしてみましょう。それが何となくわかってくると、「神やせプラン」で決められた食材にこだわらなくても、自分流の献立が作れるようになっていきます。例えば、「朝のビタミン・ミネラルはフルーツではなく、手軽な野菜ジュースにしてみよう」といった感じです。各栄養素については次ページからの「やせるしくみ」のなかでも詳しく説明していきます。

7日間のチャレンジが終わっても、自分流にアレンジして継続してみてください。

神やせプラン 各食事の摂取目的が一目でわかる!

プラン A	糖質	たんぱく質	食物繊維	ビタミン・ミネラル	発酵食品	イソフラボン	その他
もち麦ごはん	●		●				
納豆		中	●		●	●	
キムチ					●		
ヨーグルト		少			●		
目玉焼き or ハムエッグ		多		●			
好きなフルーツ	中			●			
ブラックコーヒー							カフェイン
おにぎり	●						
コンビニの焼き鳥		多					
サンドイッチ	中	中					
濃縮タイプのヨーグルト		中			●		
和菓子	●						
サバ缶など青魚の缶詰		中					良質な脂質
豆腐半丁		中				●	
もやし・キャベツなど(野菜)							かさまし

プラン B	糖質	たんぱく質	食物繊維	ビタミン・ミネラル	発酵食品	イソフラボン	その他
オートミール	●		●	●			
プロテイン		多					
キウイ・パイナップル	中			●			消化酵素
サラダチキン		多					
野菜ジュース				●			
無調整豆乳		中				●	
ブロッコリースプラウト							抗酸化

神やせプラン
しくみ 1

たんぱく質は量が命！ 毎日必ずとる

筋トレなしで、1日3食きちんと食べて、やせやすい体になるには、3大栄養素と言われる「たんぱく質」、「糖質（炭水化物）」、「脂質」のとり方がカギを握ります。なかでも、ダイエット中に最も重要なのが筋肉や血液などをつくる、たんぱく質。ダイエット中にたんぱく質をとるメリットは、何と言っても筋肉を落ちにくくすることです。筋肉があればあるほど、代謝が上がり、脂肪は燃えやすくなります。また、たんぱく質が不足すると髪や肌にハリがなくなり、むくみやすくもなります。女性であれば1日60g以上は必ずとりましょう。ただし、とりすぎると腸内環境が悪くなるケースもあるので1日100gを上限に。「神やせプラン」では、1食で20～30gを目安にとれるような献立になっています。

また、本書で鶏むね肉が度々登場する理由は、高たんぱく低脂質という部分だけではなく、疲労回復効果のある「イミダゾールペプチド」が含まれているからです。

memo

たんぱく質のおすすめ ストック食材

ダイエット成功者がよく取り入れている、たんぱく質のストック食材を紹介。1食で20gずつ、6時間以上空けずにとりましょう。

サラダチキン

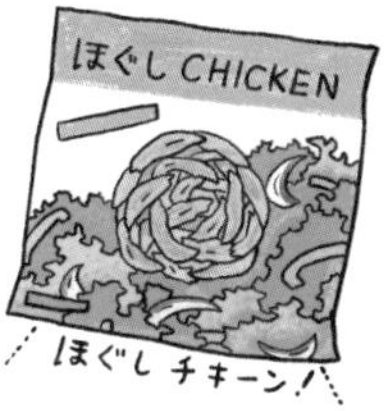

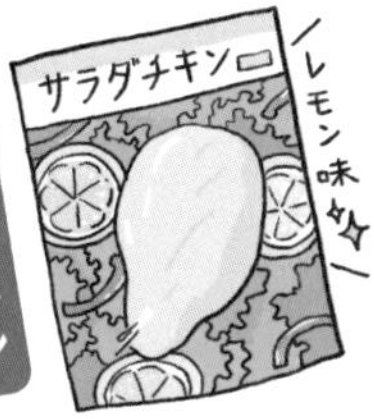

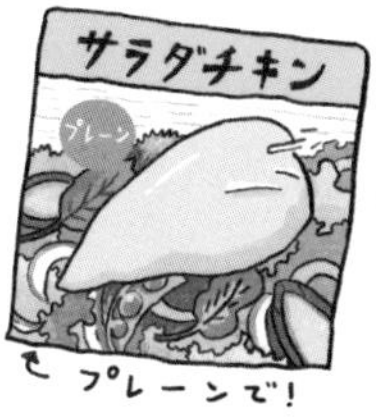

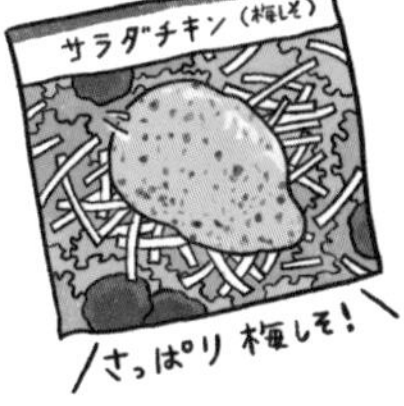

1個食べれば、1食でとりたいたんぱく質20gがほぼとれます。様々な種類を揃えておくと、飽きずに食べられます。

卵

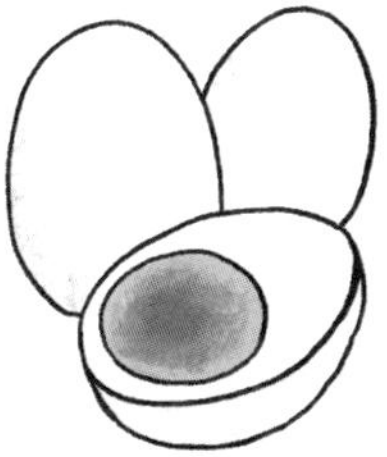

食物繊維とビタミンC以外の栄養素を含む完全栄養食で、しかも、低カロリー。卵1個でたんぱく質が約6gとれます。

納豆

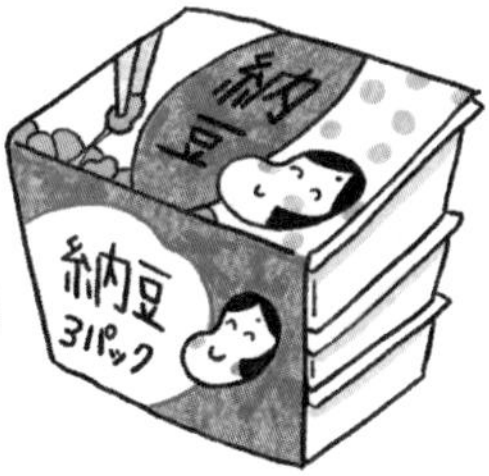

たんぱく質のほか、食物繊維もとれる上に発酵食品であることが強み。腸内環境を整え、ダイエットをサポート。

鶏ささみの缶詰

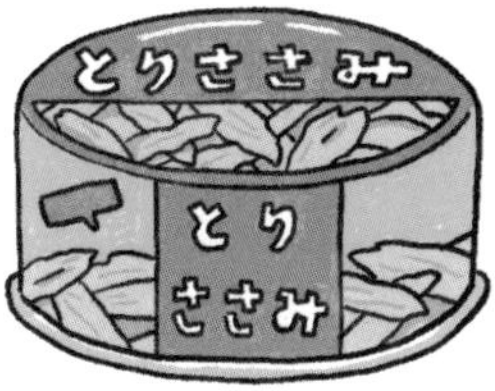

低脂質でたんぱく質豊富な鶏ささみの缶詰。サラダチキンとはまた違った風味で、アレンジレシピの幅が広がります。

ツナ缶（水煮）

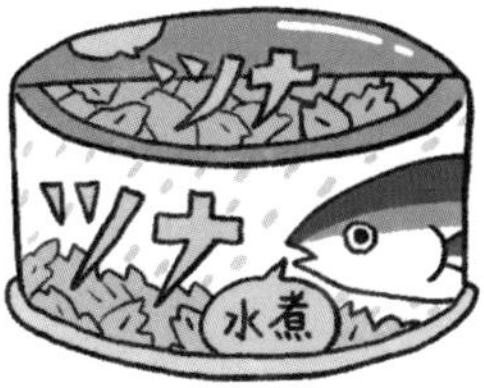

ツナのオイル漬けは魚の脂ではなく、大豆油を使っているのでNG。たんぱく質をとる食材として活用を。

神やせプラン

しくみ 2

糖質はタイミングが命！ 朝と昼にとる

糖質は、体内に入ると主にエネルギー源となり、とり過ぎると、脂肪として体に蓄積されます。そのため「糖質＝太る」と考える人は少なくないようです。運動もせず、自宅から一歩も出ないのであれば、糖質制限が一番無難かもしれません。

しかし、エネルギー源の糖質が補給されなければ、体を動かすパワーがなくなり、代謝が落ちてしまいます。そこで、「神やせプラン」では、糖質は体を動かすガソリンと考え、活動量が増える前の朝食（もち麦ごはん、オートミールなど）＆昼食（おにぎり、和菓子など）でとり、活動量が減っていく夕食ではカットしました。まさに、糖質摂取のコツは、いつとるかのタイミングです。

朝食と昼食でしっかりと糖質をとると朝から一日中、元気に動くことができます。駅まで道が軽やかに歩けるようになったり、無意識のうちに階段を選んでいたり……。その小さな積み重ねが代謝を上げ、やせやすい体へと変化させます。

memo

糖質のおすすめ
ストック食材

ダイエット成功者がよくとり入れている、糖質のストック食材を紹介します。ほとんどが主食になるものなので、ダイエットに限らず、常備しておくと便利です。

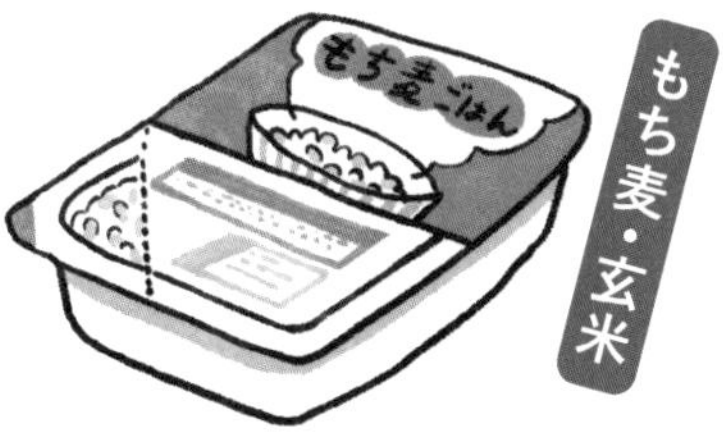

もち麦や玄米は、白米に比べて、食物繊維、ビタミンやミネラルなどの栄養価が高い。炊くのが面倒な人は手軽なパックごはんを。

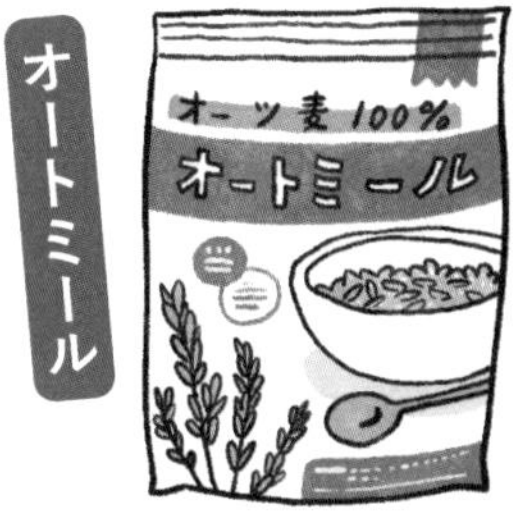

糖質だけでなく、たんぱく質、食物繊維、ビタミンやミネラルなどもとれる万能食材。朝食や昼食に。

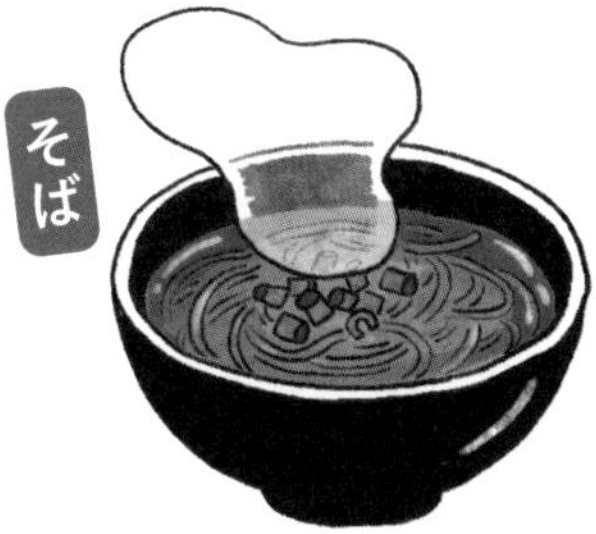

そばは、麺類のなかで最もダイエット向き！　ただし、そば粉の比率が高いものを選ぶべし！

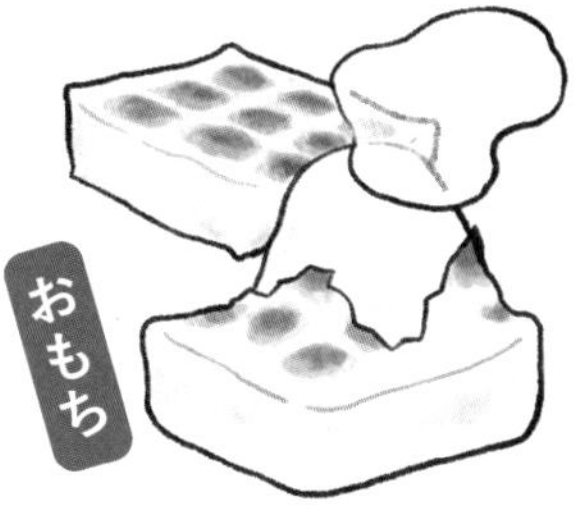

おもちは体内への吸収速度が速く、活動量が上がる朝や昼には最適。夜は食べ過ぎに注意！

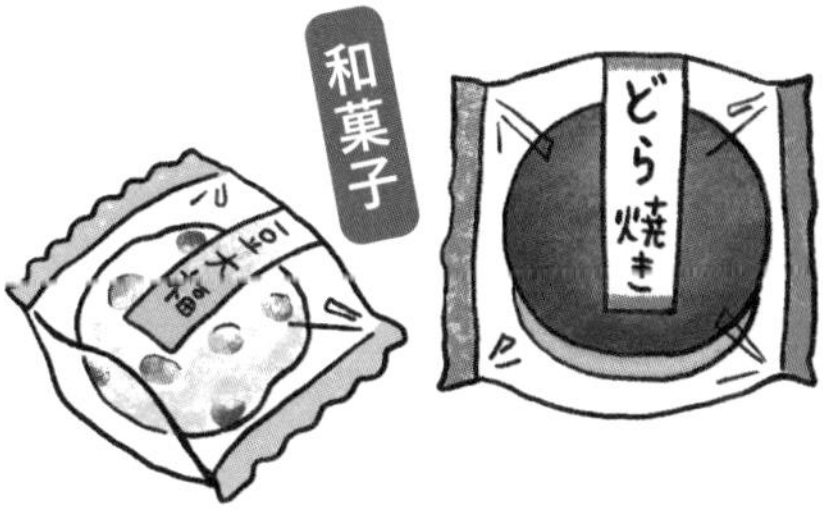

ダイエット中にお菓子が食べたいときには、洋菓子ではなく和菓子を。脂質が少ないのでダイエット向きです。

神やせプラン

しくみ 3

脂質は質がすべて！ 良質な脂質で健康的にやせる

脂質も糖質同様、体内に入ると主にエネルギー源として働きます。また3大栄養素のうち、たんぱく質と糖質は1gあたり4kcalなのに対し、脂質は1gあたり9kcalと最もカロリーが高く、ダイエット中は避けたい栄養素とも言えます。

ところが、脂質はホルモンと深い関係があり、摂取カロリーを落とそうと脂質をとことんカットしてしまうと髪がパサパサしたり肌がカサカサしたりすることも……。女性の場合、生理不順が起きやすくなったりもします。

そこで「神やせプラン」では無駄な脂質はとらず、良質な脂質だけをとることに。その最適な食材が、毎日の夕食に登場する「サバ缶」です。サバをはじめ、イワシ、サンマなどの青魚にはＤＨＡ、ＥＰＡなどのダイエットや健康に最もよいとされるオメガ3が含まれ、血液をサラサラにしたり、骨密度を高めるなどの効果も！ サバなどの青魚の良質な脂は酸化しやすいので、干物よりも缶詰で食べるのがよいでしょう。

memo

脂質のおすすめ
ストック食材

ダイエット成功者がよく取り入れている、良質な脂質がとれるストック食材を紹介します。サバなど青魚が苦手な人は、くるみ、オリーブオイルなどで上手にとりましょう。

サバ缶

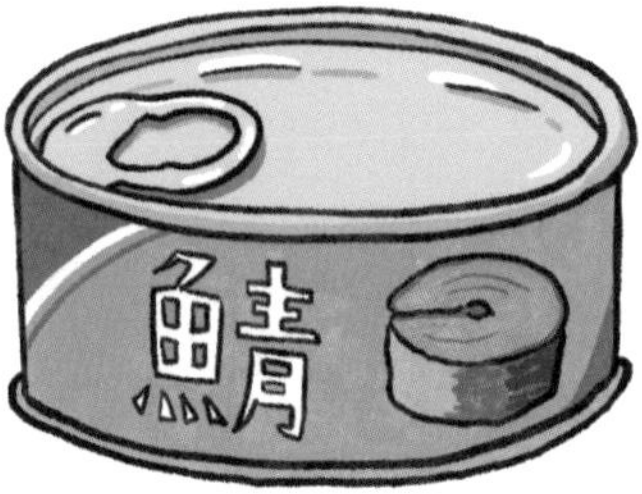

サバのほか、イワシ、サンマなどの青魚でもOK。こだわるなら水煮ですが、みそ煮や蒲焼でも問題ありません。

くるみ

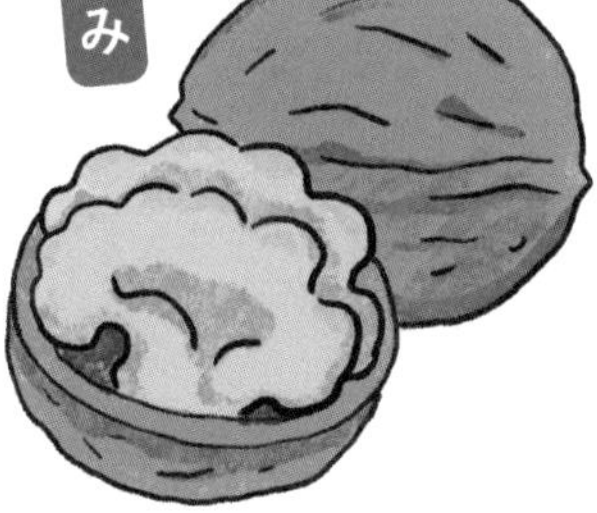

青魚同様、くるみにもオメガ3が含まれています。ただし、スナック感覚で必要以上に食べ過ぎると脂質のとり過ぎになるので注意して。

オリーブオイル

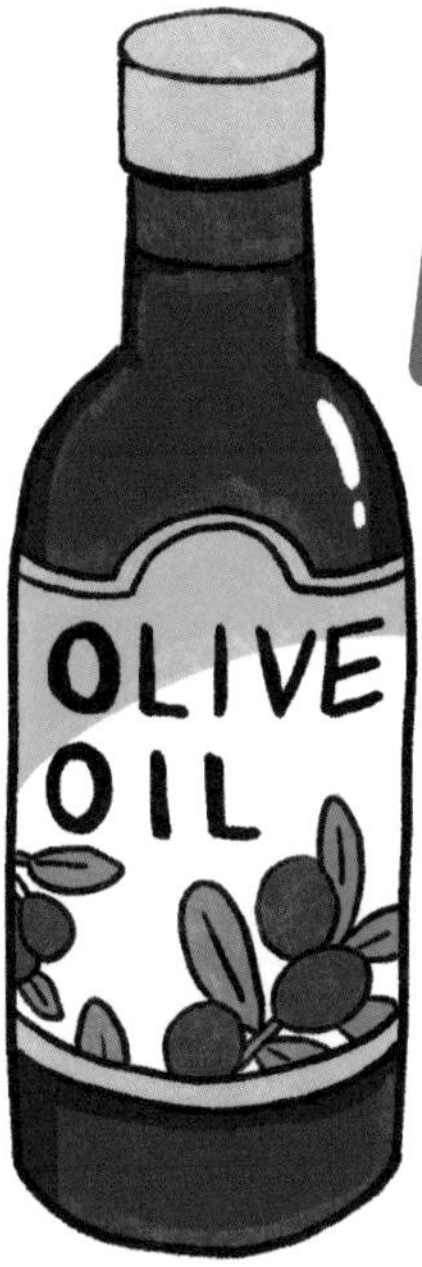

オメガ3は含まれていませんが、どうしても青魚やくるみが苦手な人は、オリーブオイルで脂質をとりましょう。

神やせプラン
しくみ 4

3大栄養素以外にもこだわるとさらに〝やせ体質〟に！

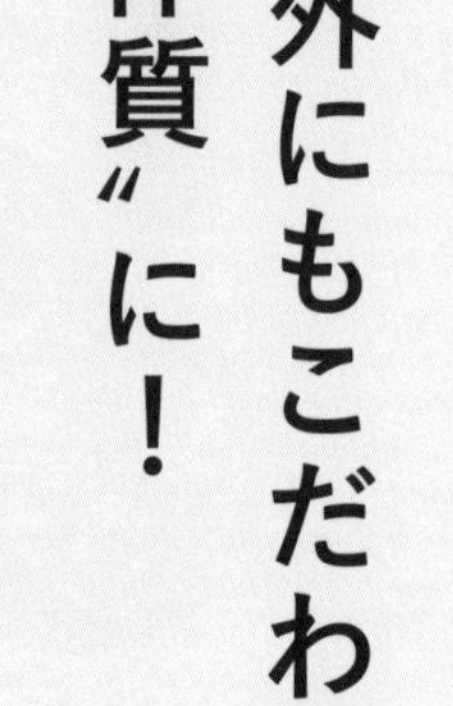

3大栄養素は重要ですが、その他の栄養素にもこだわるともっときれいにやせることが可能。「神やせプラン」に登場した食材とともに、期待できる効果を紹介します。

【食物繊維】は、腸内環境改善のために必ず意識してとりたいところ。納豆、もち麦、オートミールなどを有効活用すべし！　食物繊維とあわせてとるとダイエットや健康効果を倍増させるのが【発酵食品】。納豆やヨーグルトの摂取を習慣に。また健康的にやせるうえで重要な【ビタミン・ミネラル】は、卵、フルーツ、野菜ジュースがおすすめ。

さらに、30代後半以降の女性に絶対に摂取してほしいのが【イソフラボン】。ただ、とり過ぎの弊害もあるので1日あたり納豆1パック＋無調整豆乳＋豆腐半丁を超えないように。【スルフォラファン】を含むブロッコリースプラウトは、スーパーで買える野菜のなかでは僕的No.1の抗酸化作用を持った野菜。最もやせる栄養成分と言われる【カフェイン】も朝にとれば一日中代謝を上げ続けることができます。

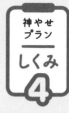

神やせプラン

しくみ

5

摂取カロリーは１日１２００kcal以内に

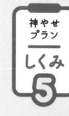

「神やせプラン」は、１日の摂取カロリーの目安が約１２００kcalになっています。僕の指導経験上、大半の女性は摂取カロリーを１２００kcal前後に設定すると体重が減り始める人が多いからです。

摂取カロリーが少なすぎると心配する人もいるかもしれませんが、牛丼＋ケーキでとる１２００kcalと、栄養、量、食べるタイミングなどを考慮してとる１２００kcalでは、全く意味が違います。ダイエットで摂取カロリーは大事ですが、それ以上に何をどう食べるかが重要です。

ちなみに、摂取カロリーをおさえ過ぎると代謝が落ちてやせにくくなります。１日の摂取カロリーが１０００kcalは切らないように。また、「神やせプラン」を行って１２００kcalを超えるようなら、さすがに量が多いかもしれないので気をつけて。余談ですがプランBのレシピは＋30kcal以下におさまるようこだわって考案しています。

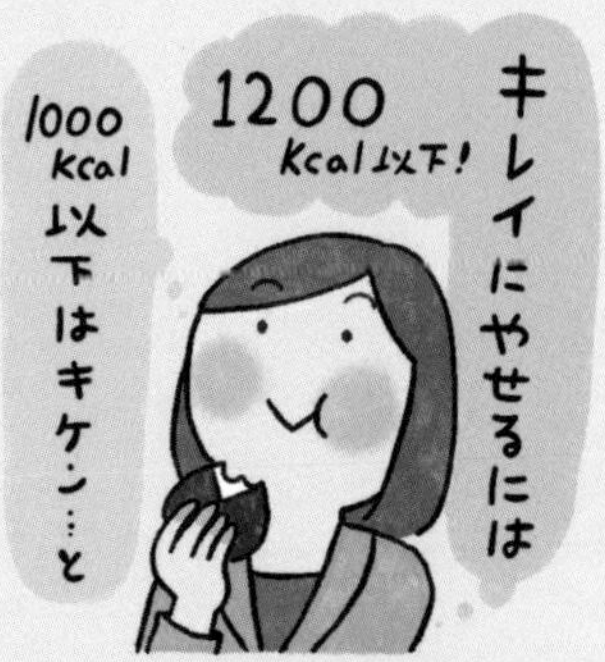
キレイにやせるには
1200kcal以下!
1000kcal以下はキケン…と

神やせプラン
しくみ 6

塩分は朝、昼は少し控えて、夜はしっかり控える

「神やせプランB」では、3大栄養素の摂取方法のほかに、もうひとつ、こだわったことがあります。「塩分」のとり方です。

塩分は私たち人間が生きていくうえで欠かすことのできないものですが、とり過ぎると、健康トラブルをはじめ、むくみの原因になります。特に、夜に塩分をとり過ぎると朝起きた時の顔のむくみがひどくなりがち。

むくみは、美の大敵です！　顔や脚のむくみがとれるだけで、すっきりとして見えます。塩分を意識するだけで、日々の見た目によい影響がありますよ。

ただし、塩分を減らし過ぎると代謝が下がってダイエットがうまくいかないケースも多く見られます。そこで「神やせプランB」では、塩分を活動量が高まる朝食と昼食である程度とり、夕食では極力減らしました。夕食のレシピは完食しても塩分が1g以下になるよう考えられています。

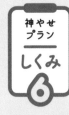

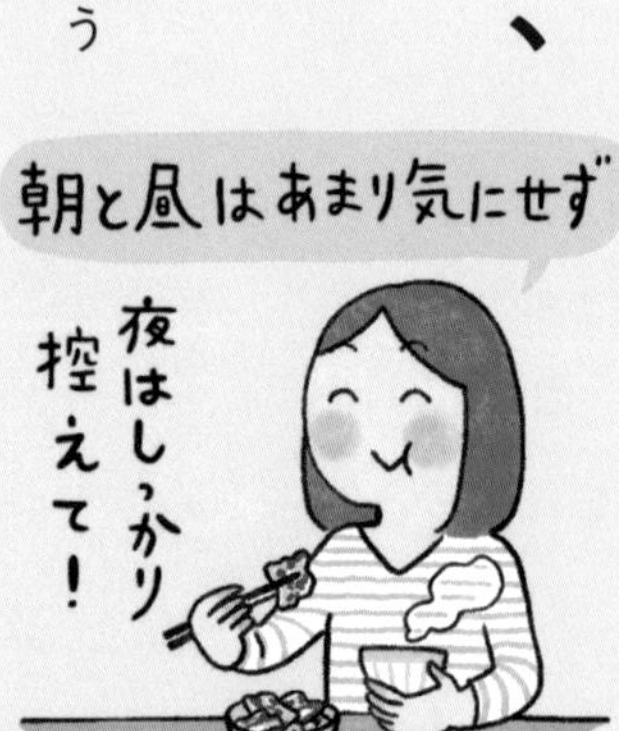
朝と昼はあまり気にせず
夜はしっかり控えて！

神やせプラン
しくみ
7

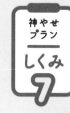

食べながらやせるコツは「食事の固定」と「メリハリ」!

ダイエット成功者の多くは、ある程度、食事の内容を固定しています。「神やせ7日間ダイエット」も、基本は1日3食の固定メニュー。そこにも「やせるしくみ」が! まず、毎回メニューを考えなくていいのでラク。だから続けられます。さらに、「にせの食欲」がわかなくなるので余計に食べることが減ります。「にせの食欲」とは、体は必要としないのに食べたい欲求が出てくる状態。「神やせプラン」では、体が必要とするタイミングに必要な栄養をとります。するとリズムができて、やせていきます。

もうひとつのポイントがメリハリ。「健康にはたんぱく質も糖質も脂質も大事」と毎食しっかりと3大栄養素をとっている〝健康的なぽっちゃりさん〟は結構います。〝健康的なスリムさん〟を目指すなら、必要なタイミングで必要な栄養素のみをとること。1日の献立をトータルで見てメリハリをつけることが大切です。

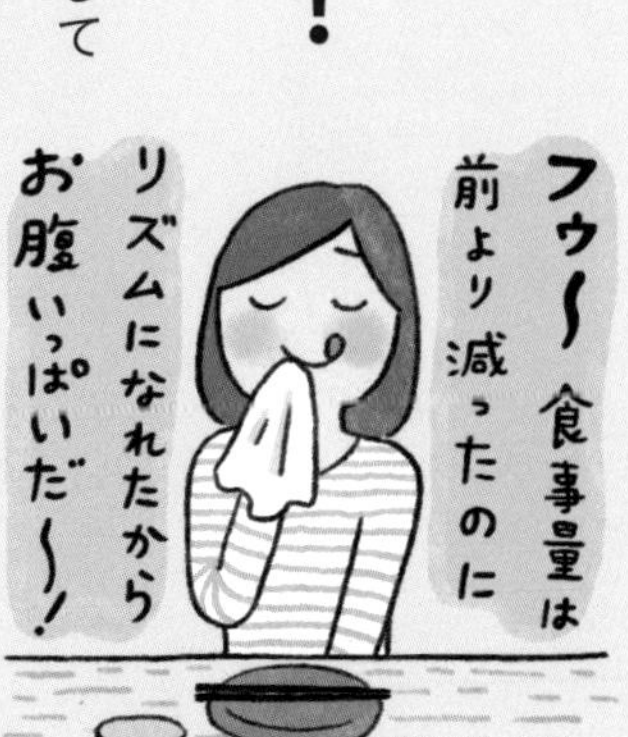
フウ〜
食事量は
前より減ったのに
リズムになれたから
お腹いっぱいだ〜!

神やせプラン
しくみ
8

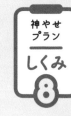

突然の外食も慌てない！ 神やせプランを続けるヒント

「神やせプラン」実践中に、突然ランチミーティングが入り、どうしても外食をしなければならない事態が発生!! せっかくここまでがんばって献立通りに食べてきたのに、どうしよう……???

安心してください！ 「神やせプラン」を続けられる外食メニューの選び方があります。❶定食を選ぶ、❷揚げ物を避ける、❸ごはんの量を半分にする、です。この3つのルールを守れば、外食をしても「神やせプラン」は続けられます。

でも基本は、「神やせプラン」の1週間は外食はできる限り避けましょう。僕の経験上、「外食で１００点満点のダイエットメニューは、ほぼ存在しない」からです。

それを踏まえたうえで、ダイエット中に外食をするときには「たんぱく質が多いものを選び、糖質も適量とり、脂質は減らして、カロリーをおさえる」ことを心がけましょう。その具体的な方法が、❶～❸の3つのルールなのです。

memo

「神やせプラン」の途中で外食をするときのルール

たった1回の外食で、それまでの努力を無駄にしたくない！ そんなときの救済策です。「神やせプラン」実践中に外食をする際は、下記の3つを守りましょう。

1 定食を選ぶ

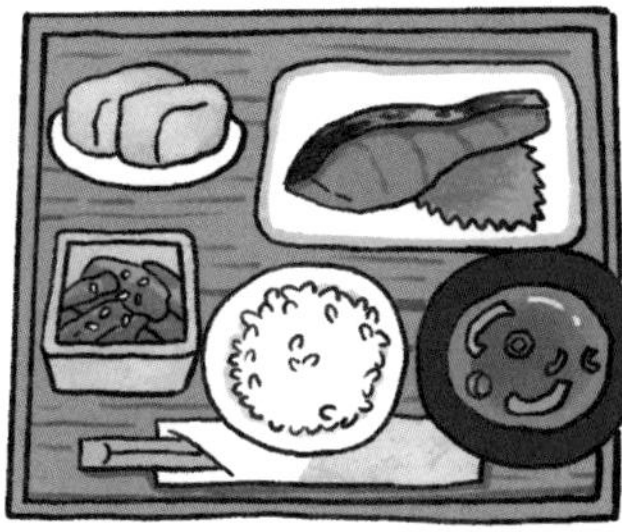

丼物、カレー、パスタなど単品メニューではなく、魚料理か肉料理の定食を選びましょう。定食なら、ごはん、おかず、小鉢、汁ものなど、様々な食材が食べられます。

2 揚げ物を避ける

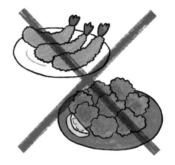

魚料理か肉料理のメインのおかずは、揚げ物だけは避けて！ 例えば、海老フライやあじフライ、から揚げなどはガマン！ 同じ食材でも、焼き鮭や鶏の照り焼きなどに。

3 ごはんの量を半分にする

定食のごはんの量は、普通のごはん茶わん1杯よりも、量が多めなことがほとんど。最初に「半分の量にしてください」とお願いして、ごはんの量を半分に。

神やせプラン
しくみ 9

もの足りないときには食事と一緒にゼロカロリー食品を

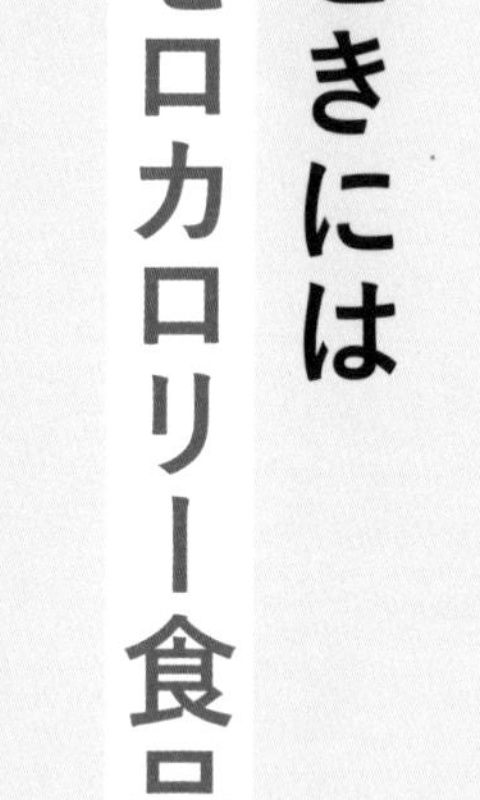

「神やせプラン」の献立ではもの足りないと感じたときは、ゼロカロリー食品を上手に活用しましょう。食べ応えたっぷりの「ゼロカロリーゼリー」や「ゼロカロリーくずもち」など、最近は魅力的なものがいろいろとありますよ。

ゼロカロリーに含まれる人工甘味料が気になる人もいるかもしれませんが、ダイエット中は高カロリーのおやつを食べて太るよりも、断然健康的！　ただし、ゼロカロリー食品を食べるときには必ず食事とセットで。お腹が空いたからと間食にゼロカロリー食品だけを食べて本物のカロリーが体に入ってこないと、食欲が刺激されて余計にお腹が空いてしまうことがあるからです。ほかの食材と一緒に食べてカロリーもとりつつ、ゼロカロリー食品をかさ増しとして加え、満足感をアップさせましょう。

ちなみに、ゼロカロリー飲料に関しては、いつ飲んでも食欲がわくといったトラブルはなぜか起こらないので飲みたいときに飲んで大丈夫です。

神やせ
LIFE

巻末
Special

もっと神やせ！日常生活でひと工夫

「神やせ7日間ダイエット」で食生活を整えると、
健康的でやせやすい体に変わります。
すると、毎日のさりげない動作に
ちょこっとメリハリをつけるだけで、
筋トレと同じような効果が得られるうれしい利点も！
そんな「神やせライフ」を紹介します。

神やせ
LIFE

階段は上るときだけがんばる!!

「階段＝ダイエット」と聞くと、「美ボディを目指すには、上りも下りも階段でないとダメ……？」と思い込んでいる人も多いのでは？　でも、健康的で女性らしい体を目指すなら、階段は上りだけ、がんばりましょう。ヒップアップ効果が期待できます。

上り方のポイントは、**「一気に上らず、途中で休憩を入れる」**こと。例えば、一気に100段の階段を速足で上ろうとすると、後半はつらくてダラダラ上りになるケースがほとんど。ところが、50段上ったところで少しだけ休憩を入れると、体力が回復して、残りの50段も速足で上れます。そうすると、ただの階段上りが筋トレ効果をもつ

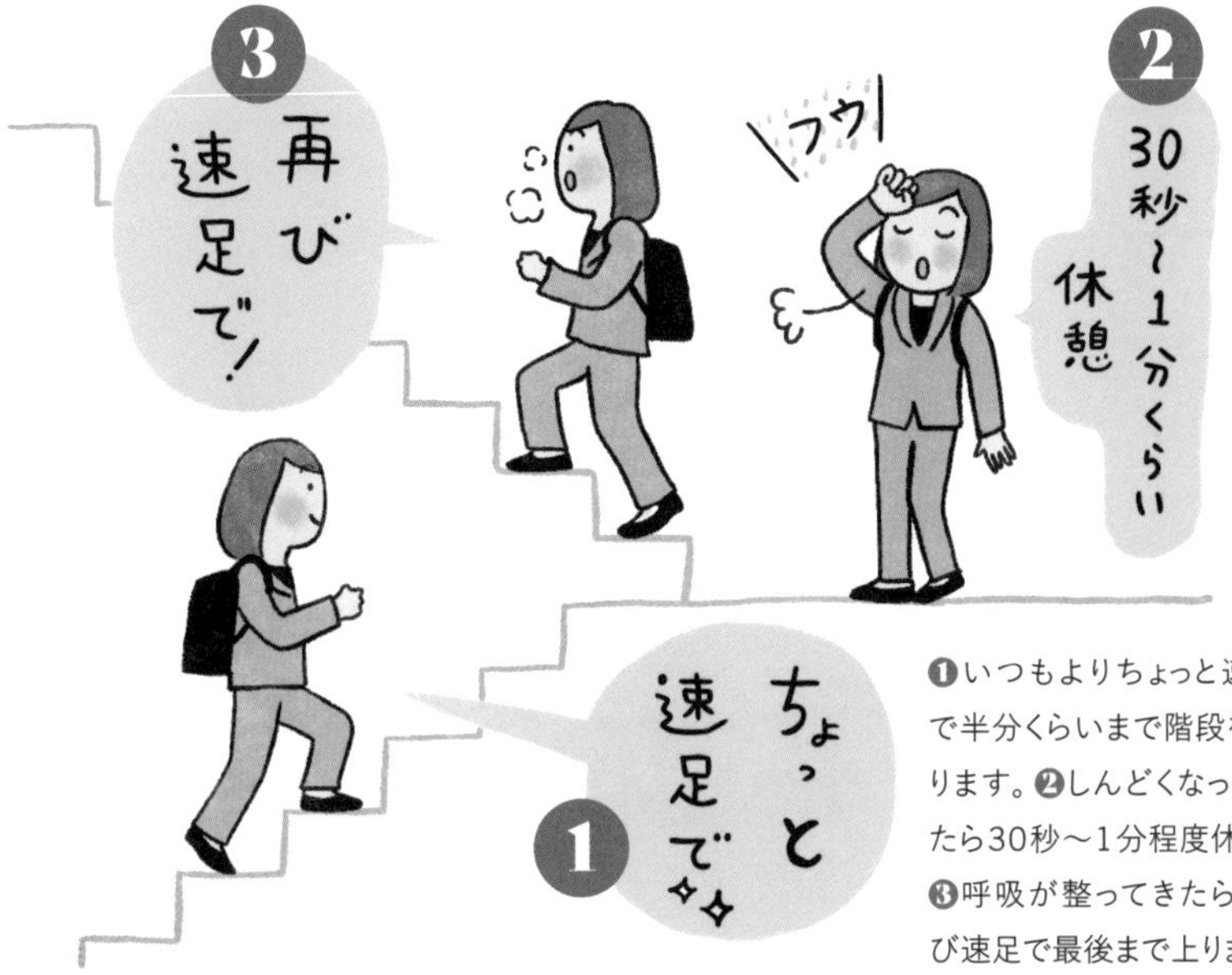

❶いつもよりちょっと速足で半分くらいまで階段を上ります。❷しんどくなってきたら30秒〜1分程度休憩。❸呼吸が整ってきたら、再び速足で最後まで上ります。

ことになり、お尻に筋肉がついてキュッと引き締まったヒップに変わっていきます。

逆に脚やせのメリットも少なく、ひざを痛めるリスクもあるので、下りはエスカレーターを利用しても大丈夫です。

こんなときに TRY!

- 朝の通勤時の駅の階段で
- 歩道橋を渡るとき
- 社内でフロアを移動するとき

しっかりと腕を振って早歩き

仕事や買い物に行くときに、いつもの歩き方を、ほんの少し変えるだけで、消費カロリーがアップします。

意識することは2つ。まずは**「しっかりと腕を振る」**こと。「左右の手にダンベルなどを持ち、負荷をかけてウォーキングをしたほうが、消費カロリーが上がるのでは？」と思う人もいるかもしれませんが、手ぶらでOK。確かにダンベルなどを持ったほうが、消費カロリーは上がりますが、肩や腕がムキムキに……。女性らしいボディメイクには、何も持たずにさっそうと腕を振りながら歩くのがおすすめです。

次に「**早歩き⬇ゆる歩き⬇早歩き⬇ゆる**

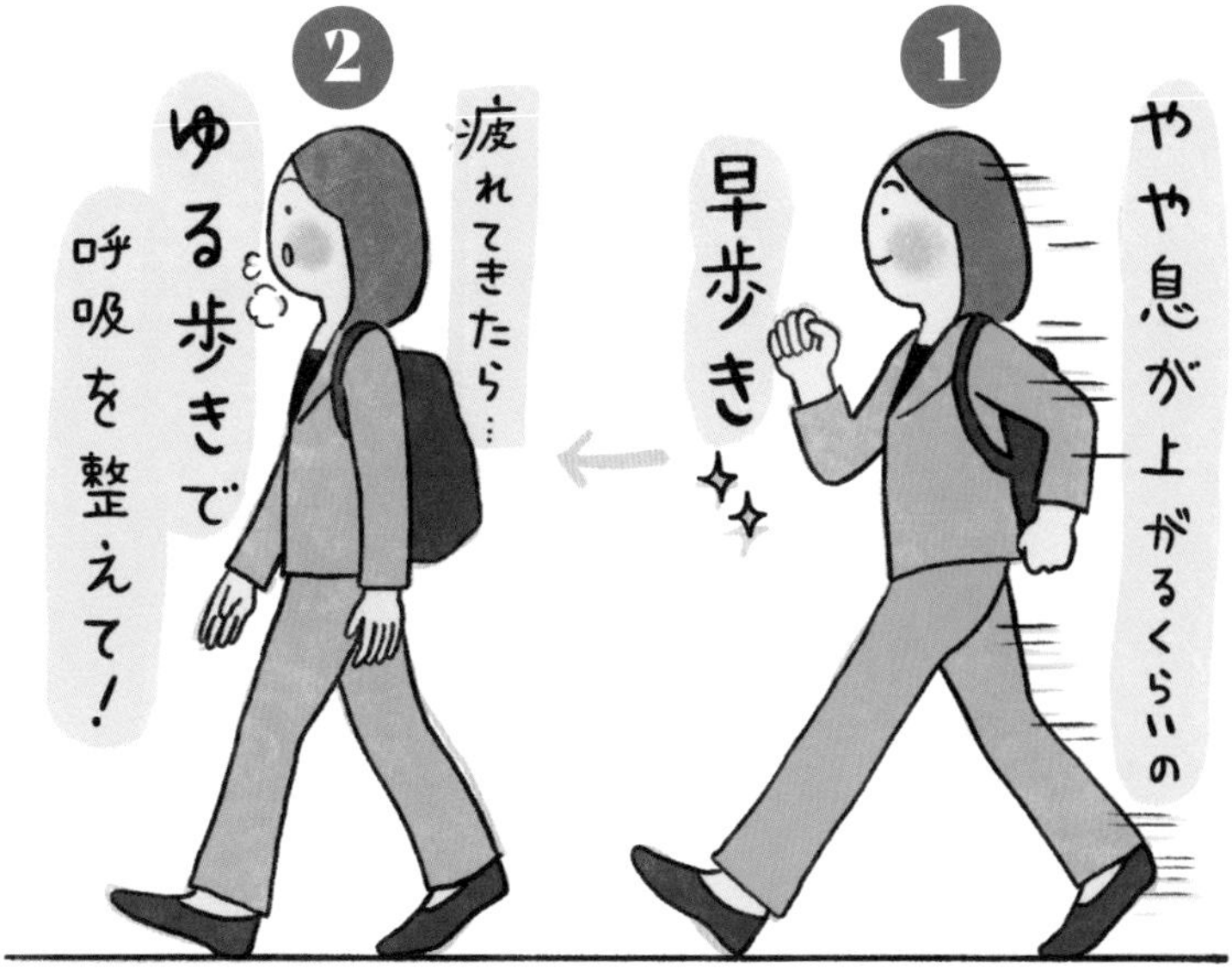

❶しっかりと腕を振って、早歩きでスタート！ ❷少し息切れがしてきたらスピードをグンと落として、ゆる歩き。体力が回復してきたら、再び早歩きで。これを繰り返します。

歩き……を繰り返す」を意識します。メリハリをつけることで、筋トレの「インターバルトレーニング」と同じで、持久力がついていきます。また、朝にこの歩き方をすると、１日の活動代謝も上がります。

こんなときに TRY!

- 通勤時に駅まで行くとき
- お昼休みにランチに出たとき
- 休日の朝の散歩で

歌いながら家事をする♪

毎日の家事も、やり方次第で、消費カロリーを上げる絶好のチャンスに！　よりカロリーを消費するコツは、❶「動作は大きく、体をなるべく動かす」、❷「大きな声を出す」、❸「好きな歌を歌う」の3点です。

例えば、掃除機をかけるときには、なるべく肘を伸ばし、下半身を安定させて腰を落としてみる。拭き掃除をするときには、大きく腕を左右に動かしながら、できるだけ1回で広い範囲を拭いてみる。それだけでも、いつもよりも活動量が増えて、代謝も上がります。

また、カラオケで消費カロリーをはかってくれる機能がついていることがあります

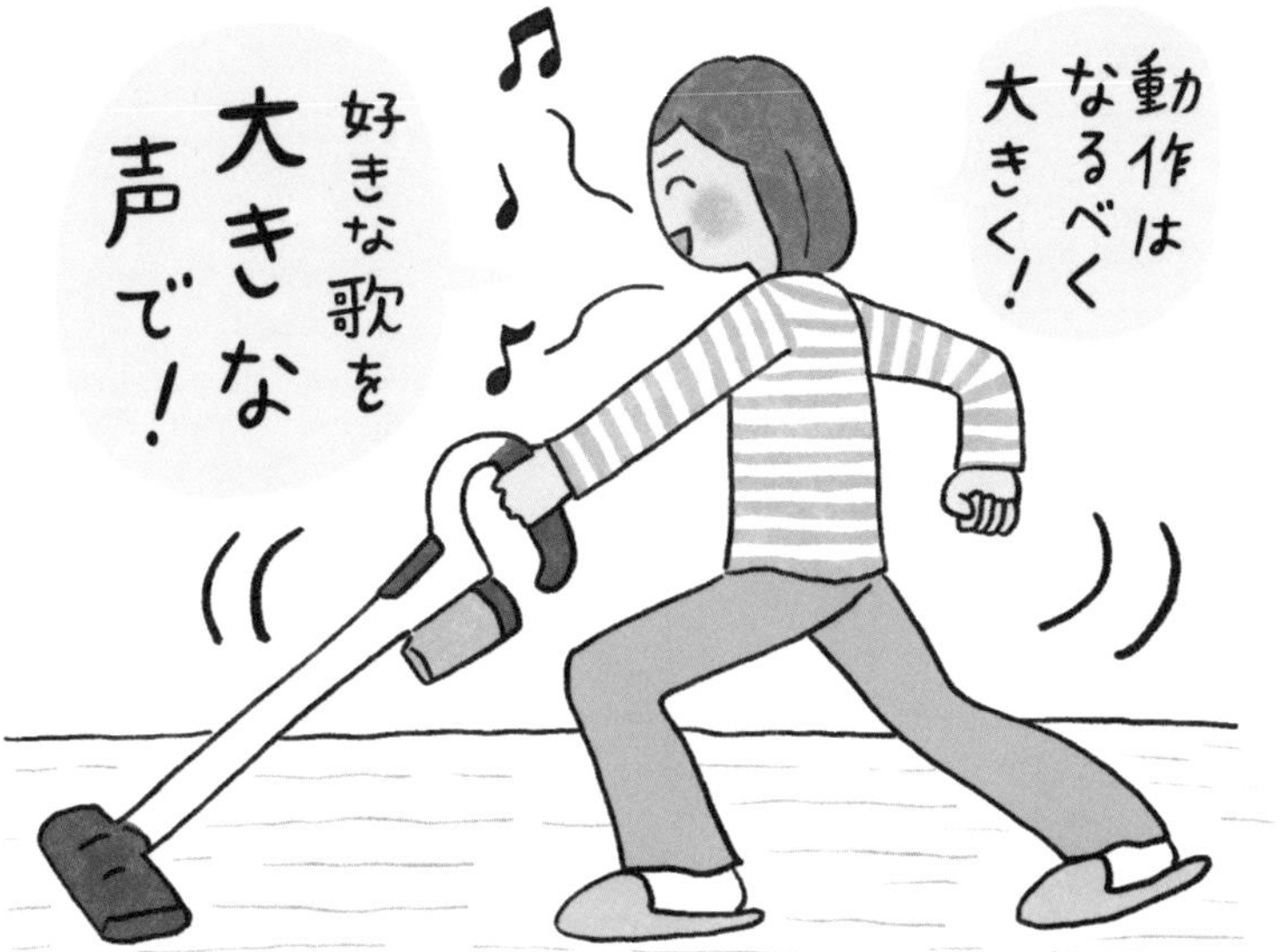
好きな歌を大きな声で！
動作はなるべく大きく！

掃除機をかけながら、片足を大きく一歩前に出して腰を落とすと、太ももやお尻に刺激が！肘を伸ばして腕を動かすと体全体を使えます。

が、声を出したり歌を歌うことで、消費カロリーは上がります。黙々とお風呂掃除をするより、大声で好きな歌を歌いながらしたほうがストレス解消にもなります！

ちなみに、僕は、大好きな福山雅治さんの歌を歌いながら掃除をしています（笑）。

こんなときにTRY!

- 掃除機をかけながら
- 食器を洗いながら
- お風呂掃除をしながら

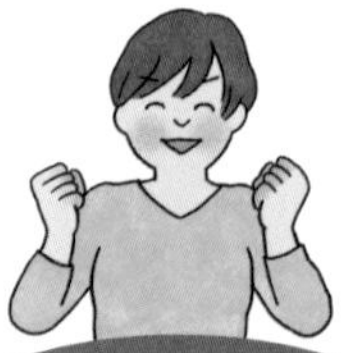

おわりに

心と体が若返るボディメイクを

「神やせ7日間ダイエット」は、いかがでしたか？

7日間続けることができたなら、間違いなく、体の変化を実感したことと思います。「もっと続けてみようかしら？」という人は、そのまま継続してもいいですし、「神やせプランA」と「神やせプランB」を変えたり、自分流にアレンジしてみるのもいいでしょう。7日間がんばった今の体は、以前よりも確実に運動効果が出る〝やせ体質〟に変わっているはずです。

僕は、トレーナーとして30代後半〜40代の女性を指導することが多いのですが、彼女たちが口を揃えて言うのが「やせたいけれど、老けた感じにはなりたくない」ということ。僕の指導経験上、最も老けた感じが出やすいのは、食事内容が整っていない状態での激しい運動によるダイエットです。だからこそ、やみくもに運動をするのではなく、食事管理がしっかりとできている状態で取り組むのが一番です。

「神やせ7日間ダイエット」は、このまま運動を取り入れてもきれいに健康的にやせられる食事内容になっていますので、もしもさらに先を目指すのであれば運動も始めてみてくださいね。

応援しています。ファイト！

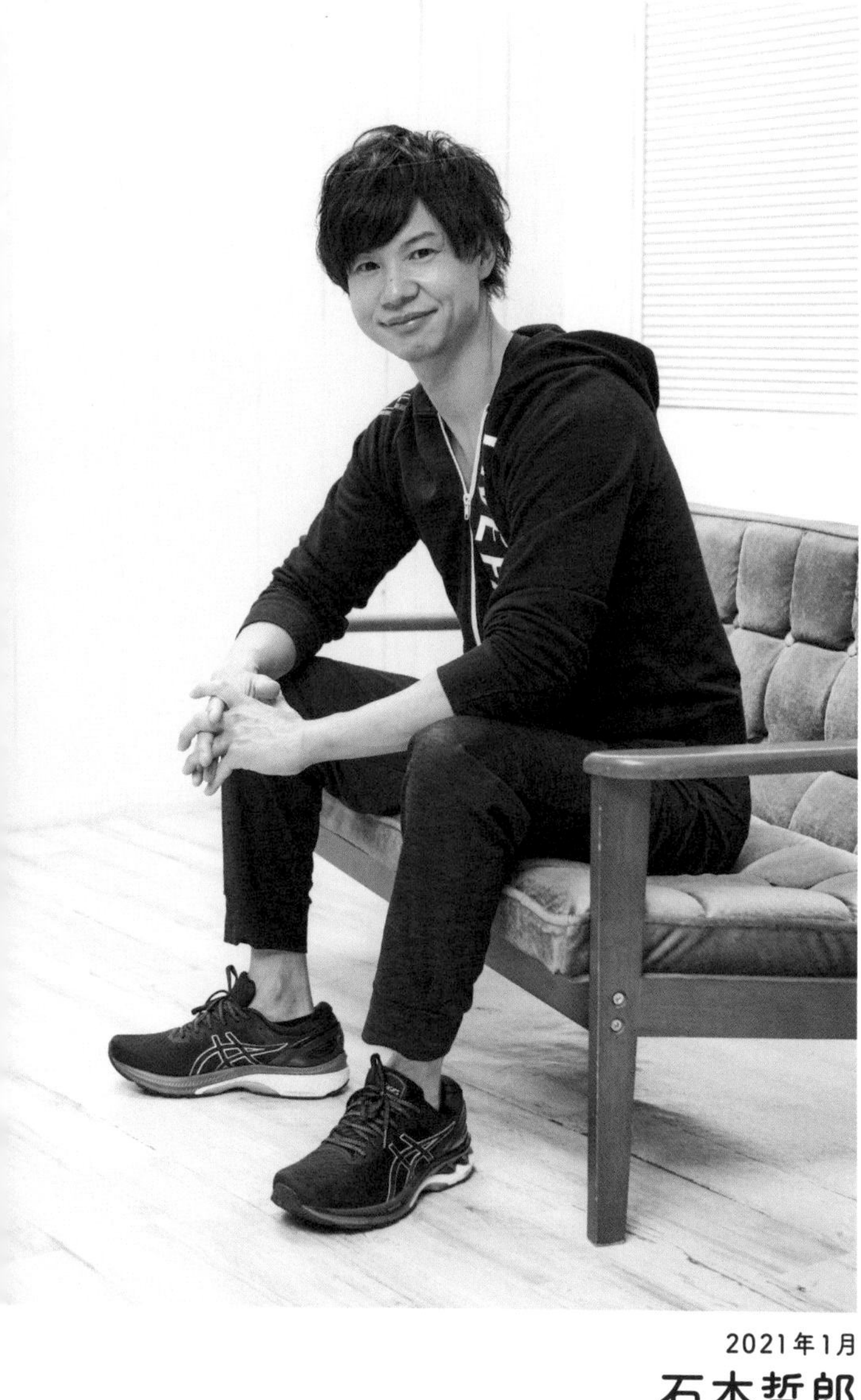

2021年1月
石本哲郎
（40歳）

石本哲郎（いしもとてつろう）

女性専門のパーソナルトレーナー。のべ1万人以上の女性の体づくりを指導し、成功へと導いてきた。女性のダイエットに関わる医学、栄養学、トレーニングメソッドを研究、さらに女性がどんなときにダイエットに挫折するのかを知るために、自ら意図的に太ってやせる「減量」の実験を27回行ってきた。モデルやタレントではなく、ダイエットに悩む一般女性の指導をもっとも得意とし、健康的かつきれいに女性の体を変える技術は誰にも負けないという自負がある。本書では新たな取り組みとして筋トレなし、食事だけでやせる方法を解説する。

YouTube　**女性専門トレーナー石本哲郎**
Twitter　**@ishimoto14**
Instagram　**ishimoto14**
Blog　**body-make.com/blog**

予約《よやく》の取《と》れない女性専門《じょせいせんもん》トレーナーが教《おし》える

筋《きん》トレなし、食《た》べてやせる！ 神《かみ》やせ7日間《なのかかん》ダイエット

2021年1月27日 初版発行
2022年4月10日 13版発行

著者／石本《いしもと》 哲郎《てつろう》

発行者／青柳昌行

発行／株式会社KADOKAWA
〒102-8177 東京都千代田区富士見2-13-3
電話0570-002-301（ナビダイヤル）

印刷所／凸版印刷株式会社

●お問い合わせ
https://www.kadokawa.co.jp/（「お問い合わせ」へお進みください）
※内容によっては、お答えできない場合があります。
※サポートは日本国内のみとさせていただきます。
※Japanese text only

定価はカバーに表示してあります。

ISBN 978-4-04-605100-4 C0077